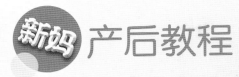

新妈产后教程

坐月子与新生儿护理

杨静 编著

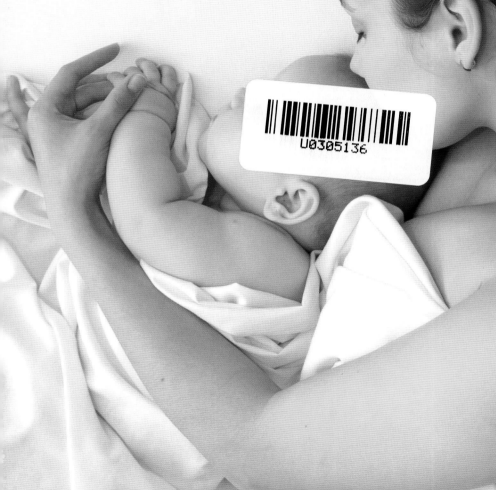

陕西新华出版传媒集团

陕西科学技术出版社

Shaanxi Science and Technology Press

图书在版编目（CIP）数据

坐月子与新生儿护理 / 杨静编著. — 西安：陕西
科学技术出版社，2017.7
（新妈产后教程）
ISBN 978-7-5369-6982-7

Ⅰ．①坐… Ⅱ．①杨… Ⅲ．①产褥期－妇幼保健②新
生儿－护理 Ⅳ．① R714.6 ② R174

中国版本图书馆 CIP 数据核字（2017）第 081889 号

新妈产后教程·坐月子与新生儿护理

XIN MA CHANHOU JIAOCHENG·ZUO YUEZI YU XINSHENG'ER HULI

出 版 者	陕西新华出版传媒集团　陕西科学技术出版社
	西安北大街 131 号　邮编 710003
	电话（029）87211894　传真（029）87218236
	http://www.snstp.com
发 行 者	陕西新华出版传媒集团　陕西科学技术出版社
	电话（029）87212206　（029）87260001
文案统筹	深圳市金版文化发展股份有限公司
摄影摄像	深圳市金版文化发展股份有限公司
印　　刷	深圳市雅佳图印刷有限公司
规　　格	723mm×1020mm　16 开本
印　　张	12
字　　数	200 千字
版　　次	2017 年 7 月第 1 版
	2017 年 7 月第 1 次印刷
书　　号	ISBN 978-7-5369-6982-7
定　　价	36.80 元

前言

怀胎十月，一朝分娩，昔日孕育在肚子里的小人儿终于与你见面了。此时此刻，甜蜜的二人世界升级为温馨的三口之家，孕期的种种辛苦、不适，分娩时的剧痛，都化作了见面的欣喜和晋升为新妈妈的幸福。

接下来的日子，你一方面要照顾好自己，让身体尽快恢复到孕前状态，一方面要呵护好宝宝，给予他悉心的照料。面对如此娇弱的小生命，迫切地想要抱抱他，让他感受妈妈臂弯里的温暖和满满的爱意，却因为生产后身体虚弱而力不从心；当宝宝哭闹时，多想给他温情的安抚却不知如何下手。对于没有什么经验的你，是否总感觉有些棘手，不知如何兼顾？别着急，《新妈产后教程·坐月子与新生儿护理》就是你的好帮手，贴心的产后护理，让你焕然新生；专业的育儿指导，让宝宝茁壮成长。

本书分为坐月子篇和新生儿护理篇两部分，坐月子篇根据新妈妈产后身体的变化，科学地指导新妈妈从日常起居照护、饮食调理、瘦身保养、心理调整、防治月子期疾病等方面护理自己。新生儿护理篇涵盖新生宝宝身体和体征、宝宝的健康护理与喂养指导、新生儿的日常照护以及关爱特殊宝宝等内容，条理清晰、内容明确地帮你解答各种育儿困惑。本书旨在为新手妈妈提供更完善、更专业的指导，陪你一起度过坐月子"黄金期"，细致耐心地照顾好新生宝宝。

愿天下每一位母亲都能成为更好的自己、更好的妈妈。

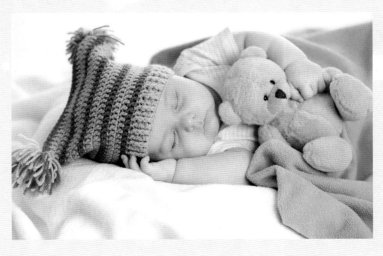

Contents 目录

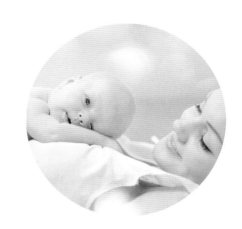

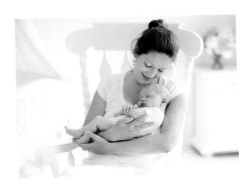

Part 2 新生儿护理篇

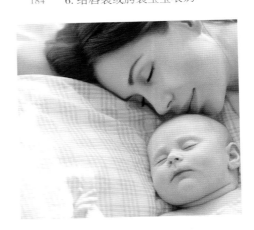

【坐月子篇】

从孕育新生命到成为母亲，生命的延续为新妈妈带来了人生美妙的惊喜。作为整个孕产期的"收官"阶段，月子期可谓"多事之秋"，孕期、分娩造成的身体损伤需要恢复，同时还会被身体和情绪的不适困扰。你可能会感慨，坐月子并没有想象中轻松。别焦虑，本章提供了科学全面的月子期休养指南，详尽细致的日常照护攻略，陪你安然度过月子期。

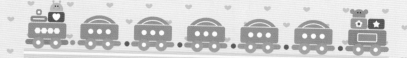

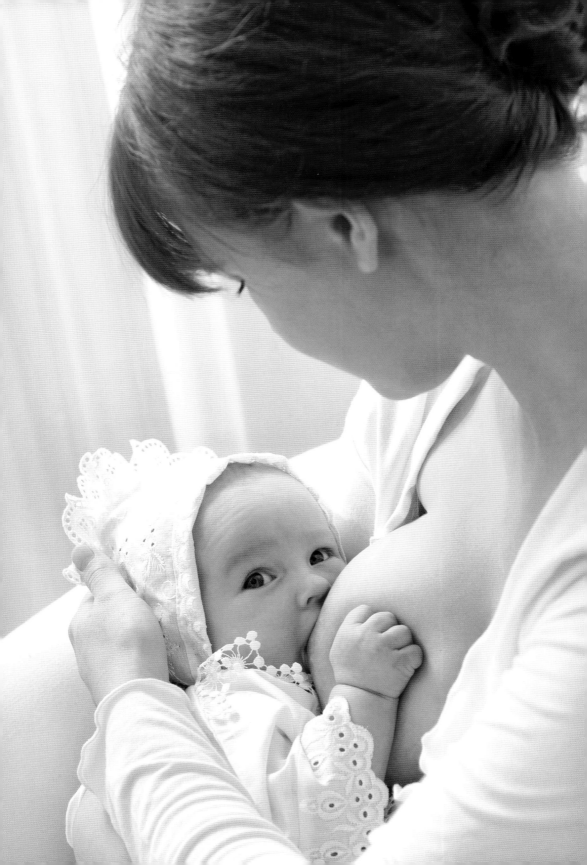

一、产后新妈妈的生理变化

期待已久的时刻终于到来了，每一件事情都发生得那么匆忙，昨天你还是一个孕妇，今天你已经成了一位母亲。你的身体也发生了巨大的变化，需要一段时间来慢慢恢复。

1. 产后新妈妈的身体变化

由于分娩方式的不同，自然产妈妈和剖宫产妈妈在身体变化和恢复情况上也有所不同，了解这些变化，可以让新妈妈更有针对性地调养身体。

产后 1 ~ 6 天身体变化对照表

	自然产妈妈	剖宫产妈妈
第1天	• 体重减轻大约 5 千克 • 子宫缩至成人头部大小，子宫底大约在平脐或脐下 1 指左右 • 分娩 3 小时后出现红色血性恶露，量略多，偶有血块及蜕膜组织 • 会阴侧切的新妈妈伤口疼痛感强烈	• 手术后 3 ~ 4 小时，会出现红色血性恶露 • 麻醉消失后手术部位会有剧烈疼痛感 • 需等到排气后才能进食，其间要用湿毛巾不断湿润嘴唇
第2天	• 红色恶露持续，会阴部依然疼痛 • 汗液和尿液逐渐增多 • 乳房变硬，甚至有轻微疼痛 • 下腹偶有阵发性疼痛	• 身体的疼痛还很剧烈 • 由于手术后遗症，可能出现贫血、轻微低烧的症状 • 可能会出现乳汁分泌不畅的情况
第3~4天	• 恶露量减少，由红色转为褐色 • 会阴部的伤口明显好转 • 食欲增加，容易出现便秘	• 通常这时会排气，可以适当进食 • 身体上的疼痛有所减轻
第5~6天	• 子宫缩至成人拳头大小，降至耻骨处 • 褐色恶露明显减少 • 会阴部的伤口基本愈合	• 手术部位的疼痛明显减轻 • 可以正常进食和排便 • 出现褐色恶露，但分泌量较少

产后1～6周身体变化对照表

	自然产妈妈	剖宫产妈妈
第**1**周	• 身体状态基本恢复 • 阴道和会阴部的肿胀现象逐渐消除 • 褐色恶露明显减量 • 身体疼痛感基本消失	• 伤口仍在恢复，但外观上看起来已经和自然产妈妈无明显差别 • 在活动身体时可能还会出现疼痛或痉挛感，需要注意控制好活动强度
第**2**周	• 子宫收缩至鸡蛋大小，并逐渐降入骨盆内 • 恶露量变少，颜色逐渐变为浅红直至咖啡色 • 乳汁分泌量趋于稳定 • 由于尿量增加、出汗和乳汁的分泌，体重有所下降	• 手术部位伤口基本愈合，但还是可能出现发炎症状，仍需要每天查看伤口 • 身体变得更灵活，可以适当活动了 • 有些产妇会在这个时期出现产后忧郁症
第**3**周	• 恶露逐渐变成白色或黄色，比较黏稠，类似白带，但比白带多 • 子宫继续收缩，位置已经完全进入盆腔，宫颈口还没有完全闭合 • 心情比较轻松，有产后忧郁的产妇，情绪会逐渐稳定	
第**4**周	• 大多数新妈妈的恶露已经很少，甚至结束 • 子宫的体积、功能仍在恢复中，子宫颈在本周会完全恢复至正常大小，如果仍有出血，可能是恢复不良，需咨询医生 • 乳汁分泌已经很多，若乳汁少可适当吃些催乳食物	
第**5**周	• 恶露此时已经全部排出，阴道分泌物开始正常分泌 • 子宫进一步恢复，其重量已经从分娩后的1000克左右减少为大约200克 • 自然产妈妈的阴道再次形成褶皱，外阴部恢复到原来的松紧度，骨盆底肌肉逐渐恢复，接近孕前的状态	
第**6**周	• 没有哺乳的妈妈本周可能已经恢复月经，哺乳妈妈则可能会迟些 • 自然产妈妈的宫颈口已经恢复并闭合到产前程度 • 妊娠纹逐渐变淡，腹壁松弛状态也逐渐改善	

2. 新妈妈可能会有的感觉

新妈妈的身体正在经历一系列的改变，体内激素水平也在急剧调整、变化，加之初为人母的心情转变，你可能在这一刻感觉到喜悦与满足，下一刻就会变得担忧与茫然。

兴奋

刚刚熬过了分娩的辛苦，看到了期待已久的宝宝，新妈妈可能会发现自己非常激动与兴奋，甚至难以入眠，除了宝宝，想不到其他任何人和事。

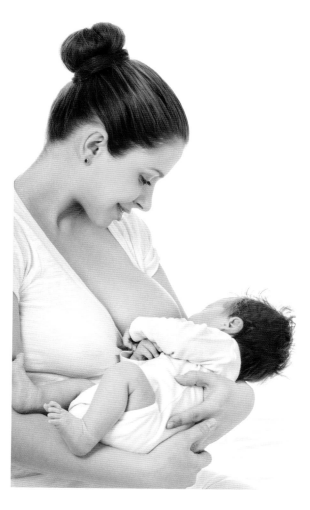

疲惫

在产后1周的时间内新妈妈可能都会觉得倦怠无力，这是因为生产消耗了大量的体力，加上自身身体的疼痛，所以在照顾小宝宝的时候，新妈妈甚至会有种不堪重负的感觉，此时新妈妈一定要注意多休息。

产后忧郁

很多新妈妈产后会感觉不安、注意力不集中、思想混乱，而且伴随失眠、食欲不振等症状出现，有时候甚至会有不满、想发脾气的情绪，这都是产后忧郁症的表现。在这些症状恶化前，可以多和家人沟通交流，如果情况比较严重，需要找医生谈谈自己的情况，及时疏导。

情绪低落

为了宝宝的出生辛苦数月，现在这件大事终于完成了，情绪有点低落是正常的。你可能还会有点伤感，因为家人的关注重点好像都转移到了宝宝身上。

3. 新妈妈可能会出现的不适

生产完后，新妈妈的身体通常需要6周左右的时间才会慢慢恢复到孕前的状态，这期间，身体可能会出现一系列的不适，一定要注意休息和调理，让身体尽快复原。

产后宫缩痛

生完孩子后，子宫必须继续收缩直至恢复到原来的大小，这期间疼痛是不可避免的，但随着时间的推移，宫缩痛的强度和频率都会降低。

恶露

产后恶露的排出会持续一段时间，期间需使用专用护垫，并注意勤换。出现产后恶露是正常现象，会逐渐减少甚至消失，若有异常（有异味、持续大量出血等）需及时看医生。

头晕

生完孩子的头两天，感觉头晕目眩是正常的，尤其在变换姿势和下床走动的时候，感觉会更明显。这时，一定要注意动作缓慢，多休息。

排尿困难

刚分娩完的一段时间内，你可能感觉不到尿意，有尿意的时候又觉得排尿困难，或是排尿时有灼烧感、疼痛感，这些都是正常的。无论如何，新妈妈依然要勤排尿、主动排尿。

会阴及伤口疼痛

会阴被拉伸到极限，可能会出现瘀青和撕裂，若做过会阴切开，肯定会更疼。伤口疼痛时可试着调整姿势，并注意做好伤口护理，保持清洁。

发热

刚生产完的一天内，由于体力消耗、精神紧张等情况，体温有轻微升高是正常的，但不会超过38摄氏度，且经过充足的休息后就会慢慢恢复正常。若产后10天内，体温高于38摄氏度且症状持续2天以上，就可能是产褥热，需告知医生及时治疗。

汗多

月子里新妈妈出汗会比较多，尤其在夜间。新妈妈可以穿棉质衣物来吸汗，多用毛巾擦汗，注意勤换衣物，同时注意保暖。

漏尿

如果新妈妈在咳嗽、打喷嚏或是大笑时漏出几滴尿，这是正常的。虽然很恼人，但这种烦恼是暂时的。

二、新妈妈月子期休养指南

分娩之后，很多新妈妈是既欢喜又忧愁，喜的是小宝贝的顺利降临，怀胎十月终于可以松一口气，忧的是接下来又有很多烦琐的事情：月子期该怎样安排自己的生活，才能既调理好自己的身体，又照顾好宝宝？怎样休养才能使身体重回孕前状态？

1. 抓住体质重塑好时机——坐月子

分娩给女性的身体带来了一些创伤，但也为体质的重塑创造了契机。如果月子期间能正确调养，新妈妈不仅能轻松度过月子期，还可以达到改善自身体质、调养气血、调整心态的效果。

怀孕期间，孕妇需要为胎儿提供生长发育所需的营养，母体的各个系统都会发生一系列的适应性变化，如子宫变大、心脏负担增大等。产后，随着胎儿的娩出，母体的子宫、会阴、阴道的创口需要愈合，体内的器官需要恢复，被拉松弛的皮肤、关节、韧带需要恢复正常。新妈妈身体形态、器官位置和功能能否复原，都取决于坐月子期间的调理和养护。

另外，在分娩后，新妈妈的身体较为虚弱，体内原本就存在的一些疾病容易伺机发作，如腰酸、头痛等。

坐月子期间，新妈妈最好能在专业医师的指导下，根据自身体质，通过合理的饮食、日常起居保健、适当活动等形式，全面调理身体，帮助恢复体力、提升免疫力。例如，寒性体质的新妈妈多吃具有温补功效的食物，并注意日常保暖，便可达到促进血液循环、气血双补的目的，进而改善自身体质。

温馨提示：月子宜坐 42 天

传统上人们将产后 1 个月称为"月子"，但实际上，产后女性的生殖器官需要 6 ~ 8 周的时间才能恢复到怀孕前的生理状态，也就是 42 天左右。因此，新妈妈产后坐月子宜坐满 42 天。

2. 产后坐月子休养重点

产后坐月子休养的重点应该放在哪？该从哪些方面着手来改善产妇的身体机能和精神状态？月子期间可否进行清洁？……只有找对休养重点，才能科学合理地坐月子，最大限度地帮助产妇进行产后恢复。

调理饮食

在月子期，新妈妈宜多摄入高营养、高热量、易消化的食物，以促使身体恢复，保证供乳充足。另外，由于新妈妈体质的差异，进补时最好在医生的指导下选择适合个人体质的食物进行调理。

避免着凉

新妈妈的着装应随着气候与居住环境的温度与湿度变化，做好适当的调整，尽量穿长袖、长裤、袜子，不可碰触凉水，减少着凉、感冒，避免关节受到风、寒、湿的入侵。

勤于清洁

头发、身体要经常清洗，以保持清洁，避免遭受细菌感染而发炎。衣服要勤换洗，产后用温水漱口、刷牙，定期修剪指甲。

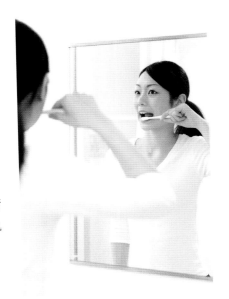

劳逸结合

产妇在月子里应注意保证优质睡眠，远离疲劳。同时进行适当运动，帮助身体恢复。在避免受风着凉的情况下，自然分娩的产妇应下床适量走动，也可在医护人员的指导下，进行产后恢复训练。

愉悦心情

新妈妈应适当表达自己的情绪和想法，与家人朋友进行及时的沟通、交流，及时寻求精神和心理上的帮助，缓解精神压力，保持良好的心情，避免让自己陷入抑郁等不良的情绪中。

选择适合自己的坐月子方案

经历了十月怀胎的艰辛和分娩的疼痛，准妈妈为宝宝的降生付出了无限精力和心血。在对于身体恢复至关重要的月子期中，新妈妈应该根据情况选择一个适合自己的方案，帮助身心得到最快的恢复。

在家坐月子

由于自由程度较高，很多新妈妈都会选择在家坐月子，由长辈照顾，或请月嫂、专业的月子护士来照顾。

由自己的婆婆或妈妈来照顾，新妈妈可以在熟悉的环境和浓浓的亲情中调养身体，安心又舒适。而且长辈在照顾新妈妈和宝宝方面都比较有经验，可以给新手爸妈提供指导和帮助。但由于生活方式和思想观念的不同，两代人容易出现矛盾，所以，若由长辈照顾，新妈妈要注意处理好与长辈之间的关系；月嫂和月子护士除了有丰富的护理经验之外，还掌握了很多现代新生儿护理、产妇调养等专业知识，可以为新妈妈省去不少后顾之忧。但需注意，月嫂和月子护士要到正规的机构去找，一定要有专业的培训证书以及健康证等。

入住月子中心

在月子中心，新妈妈的饮食、生理、精神方面都能得到专业的护理。新妈妈可将宝宝放心地交给医护人员，既能保证宝宝受到全面呵护，又能保证产妇们有足够的时间来发展自己的兴趣。同时，月子中心拥有先进的设备、专业的体型仪态训练方式、科学的指导方案，有利于新妈妈身体机能和体态的恢复。此外，月子中心拥有较为优越温馨的环境，能为宝妈们提供一个可以放松身心的场所，保证良好的心情。这样有助于产妇更快地恢复，一些职场宝妈们也能以最佳的状态重新投入工作。

不过，相对于在家坐月子而言，入住月子中心消费较高，新妈妈可结合自己的经济状况综合考量。

4. 产后住院期间的生活安排

由于身体上或者体力上有所损伤或消耗，多数情况下，产妇可选择在医院住院几天，具体的天数视个人情况而定，住院期间需按照医院的日程表安排好日常生活，并在专业医护人员的指导下进行产后恢复。

自然产妈妈

刚经历过分娩，恢复体力最为关键，自然产的新妈妈此时需要多卧床休息。分娩结束30分钟后可首次喂奶，即使没有奶水，也应该让宝宝多吮吸。如果产妇精神状态和身体恢复较好，产后第1天就可以适当活动手脚。感觉饥饿时，可以适当进食流食。另外，新妈妈应注意及时排尿。产后前几天，还要定时观察恶露的颜色、排出情况，接受会阴切开术的新妈妈需要保持好阴部的卫生。

剖宫产妈妈

产后第1天，剖宫产妈妈需完全卧床休养，每隔三四小时在家人或护理人员的帮助下翻一次身，适当调整姿势，以免局部压出褥疮。同时，密切观察伤口和阴道出血量，并及时换药、消毒。产后头两三天，新妈妈可能会有较为明显的疼痛感，要尽量忍一忍，三四天后疼痛感就会减轻。有放置导尿管的新妈妈，在导尿管拔除后一定要努力自行小便，预防尿路感染。另外，剖宫产妈妈也要尽早哺乳，尽管开始时宝宝可能吸不出什么奶水，但随着时间的推进，奶水就会越来越多。

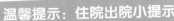

温馨提示：住院出院小提示

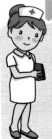

正常情况下，自然产妈妈住院3～4天即可出院，剖宫产妈妈则可能需要住院1周左右。住院期间，新妈妈可对宝宝的哺乳、排便、排尿等情况进行记录，方便向医护人员咨询相关的护理知识，为宝宝出院后的护理做准备。出院前，新妈妈和宝宝都需要做出院体检，还要办理费用结算、归纳整理衣物、领取母子健康手册、申请宝宝出生证明等，亦可拍照留念。

5. 产后6周，新妈妈怎么过？

产后的前6周是新妈妈身体恢复的关键时期。即使没有医护人员的指导，新妈妈仍要科学地、有条不紊地安排产后的生活。

第1周

产后第1周新妈妈身体最为虚弱，以在床上静养为主。如果身体条件允许，可进行适当运动。由于产后新妈妈体内会排出恶露，有的自然产妈妈分娩时会阴会有侧切，新妈妈应保证阴部的清洁，防止细菌滋生。

第2周

经过1周的静养，体力稍微恢复，新妈妈做一些简单的舒缓运动，但不要过于劳累。抓住照顾孩子的间隙，尽量多休息，以免疲劳过度。当面对繁琐的事情以及宝宝的哭闹时，新妈妈应学会调整好自己的情绪。

第3周

新妈妈可做一些产褥运动，活动筋骨。也可根据身体恢复的情况适当地做一些轻体力家务。切记不能提拿重物，以免发生子宫下垂等状况。

第4周

新妈妈可与宝宝进行互动，慢慢回归正常生活。比如，天气晴朗时，可尝试亲自带宝宝出去晒晒太阳、散散步，加深与宝宝的感情。

第5周

根据恢复情况，可以考虑进行适当的活动，如做一些力所能及的家务，以帮助身体机能和体态的恢复，但不能过于劳累。

第6周

新妈妈的身体已基本恢复,可在产后第42天安排产后检查,进一步了解身体的恢复情况。

温馨提示：出院后的第1周是产后忧郁症高发期

在此期间，家人们应多观察新妈妈的情绪变化，主动分担新妈妈的育儿负担。如果发现新妈妈出现爱哭、容易掉眼泪、不出声、不爱笑、情绪不能控制等情况时，应重视并及早治疗。

6. 科学看待长辈叮咛

长辈们总会根据自己的经验叮嘱新妈妈：月子期间不能洗头、洗澡、刷牙，月子期间不能吹风，月子期间不能下床，月子期间不能碰凉水……这些经验之谈是否真的有科学道理呢？新妈妈应学会判断，并正确看待长辈的叮咛。

尊重长辈的出发点

长辈们关于坐月子、护理新生儿的意见，大多是传统经验总结。新妈妈坐月子时，这些经验总结能提供不少参考性意见，为初为人母的宝妈们提供参考。由于生活方式、生活条件的改变，长辈的某些叮咛也许会缺乏科学根据，也许会存在误区。但所有的叮咛都源自于长辈对晚辈的关怀，新妈妈要理解长辈的关爱，在试着与长辈沟通的同时，体会他们的良苦用心，感受长辈们的友好出发点，学会感激长辈的精心照顾与付出。在与长辈沟通的时候，应注意使用合适的方式，学会向长辈道谢，因为子女的一声谢谢也许是他们辛苦操劳的最大慰藉。

规避传统观念的误区

长辈们的叮咛有其指导性意义，却也存在一些误区，如坐月子期间不要刷牙、产后不能洗澡洗头、产后立即喝滋补汤以便催乳、产后不能喝水、月子期间不能下床等。其实，不同于长辈们以前落后的生活条件，现代生活水平的提高以及相关产业的新兴，使坐月子的方式在传统的理念上都有所改进。相对于长辈们的经验而言，很多专业性的机构和人员对月子期间新妈妈和婴儿的护理都有比较全面专业的见解，更具科学性和可靠性。在面对长辈的叮咛时，新妈妈应结合专业的指导性意见，科学地看待，取长补短，尽量规避传统观念的误区。

三、月子期生活起居照护

细节决定健康。新妈妈月子坐得好，不仅能让自身更快更好地恢复体质和体态，也能给宝宝更好的喂养和照顾，而月子坐不好，将为以后的健康埋下隐患。所以，新妈妈一定要注意月子里的每一个生活细节，家人也要给予新妈妈更多的体贴和照护。

1. 提供良好的居家休养环境

良好的家居环境不仅可以保障新妈妈月子期的卫生，还能让新妈妈心情愉悦，加快产后恢复，抑制不良情绪。在新妈妈出院前，家人就应该提前将家里打扫干净，并为新妈妈回家做好各项准备。

保持家居环境清洁

产后新妈妈身体抵抗力差，伤口容易受到细菌感染，如果生活在不洁净的环境中，引起产后不适症状的机会就更大。新妈妈休息的房间宜宽敞，并且阳光充足，适当的阳光照射有利于防止细菌滋生。新妈妈出院前，家人可以先将房间打扫干净和消毒，在月子期，新妈妈居住的房间也要经常清理打扫。

保持室内空气流通

有些老人认为，新妈妈在月子期不能见一点风，以免受凉，为此整天将门窗紧闭，其实这样的做法是不科学的。新妈妈居住的环境要经常通风换气，保持室内空气流通，这样才能减少空气中病原微生物的密度，防止新妈妈和宝宝感染病毒。新妈妈居住的房间宜每天通风两三次，每次 20 ～ 30 分钟。室内通风换气时，新妈妈和宝宝应暂时待在其他房间，防止受凉感冒。

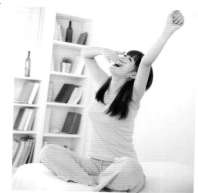

休养环境宜安静

新妈妈在休息时，家人尽量不要大声说话，如果室外环境太嘈杂，家人可以在新妈妈的房间安装隔音装置，保证夜间睡眠不被噪声影响。

室内温湿度要适宜

新妈妈居住的房间要注意保持合适的温度，一般室温宜保持在 20 摄氏度～25 摄氏度。室内的湿度也不可忽视，相对湿度宜保持在 55%～65%。尤其是在干燥的冬季，家人可以在新妈妈的房间里放上加湿器，以增加空气湿度。需要注意的是，加湿器应经常清洗。

室内灯光要适宜

室内的灯光对新妈妈的夜间睡眠有很大的影响。新妈妈卧室的灯光宜选用暖色调，如果卧室其他灯光太亮，睡前可以只保留台灯或壁灯。

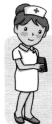

温馨提示：月子期间应减少探视

为了给新妈妈提供一个良好的休息环境，家人可以提前向亲戚朋友打好招呼，让他们晚点来家里探望新妈妈和宝宝，最好是过了月子期再来。如果有亲戚来探望，时间也不宜过长，以免打扰新妈妈休息。

2. 劳逸结合，卧床休息有讲究

月子期新妈妈要多休息，但不表示整个月子期都躺在床上，这样反而不利于身体的恢复。新妈妈在保证充足休息和身体允许的前提下，还应适当活动身体，做些简单的家务。月子期前 2 周，每天活动的量不宜太大，活动强度不宜过高，一旦感觉累就应该躺下休息。此后，可根据身体的恢复情况，逐步增加活动量。如果要进行运动锻炼，应提前咨询医生，在医生的许可下进行。

新妈妈睡觉的床也有讲究，不宜睡太软的床。这是因为孕期和分娩时，为了利于胎儿顺利娩出，人体会分泌一种激素，使生殖道的韧带和关节变得松弛。月子期新妈妈的骨盆还未恢复，睡太软的床，不利于翻身或活动，容易造成骨盆损伤，还会引起腰酸背痛等不适。

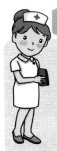

温馨提示：卧床休养时要注意睡姿

产后，维持子宫正常位置的韧带变得松弛，子宫的位置容易随体位发生变化，不当的姿势和体位不利于子宫复原。新妈妈平时在休息或抱宝宝时，可采取半卧位；睡觉时宜采取侧卧位，这种姿势可以防止子宫后倾，并且利于恶露排出。另外，还需注意勤变换姿势，避免长期使用一种姿势。

3. 保证充足的睡眠时间

新妈妈每天应该保证 8 小时以上的睡眠。月子里的新妈妈需要照顾宝宝，如夜间起来给宝宝喂奶、哄宝宝睡觉等，这些都会影响睡眠，导致睡眠不足。新妈妈平时可以根据宝宝的作息时间休息，当宝宝睡觉的时候，新妈妈只要感觉到疲劳，就应该躺下来休息，哪怕睡几个小时也有助于改善睡眠状况，这样宝宝醒后，新妈妈的精力也更充足。新妈妈在睡前可以将尿布、奶瓶等宝宝用得着的东西放在床边，宝宝睡醒后，新妈妈就可以立即给他换尿布和喂奶，这样可以减少夜间宝宝哭闹的时间，使新妈妈能够尽快再次入睡。新爸爸或其他家人也应尽量体贴新妈妈，一些生活小事尽量代劳，避免新妈妈过于劳累。

对于有失眠症状的新妈妈来说，可以让家人多准备有助于安眠的食物，睡觉前也可以泡泡热水脚，或者喝一杯温牛奶来改善睡眠质量。

4. 产后尽早排尿、主动排尿

产后尿液滞留在体内不利于身体恢复，滞留过久还容易引起伤口感染。因此，不管采取何种方式分娩，产后的新妈妈都要及时排空尿液。

自然产的新妈妈产后 4 小时即可排尿。有些新妈妈产后第一次排尿时，阴部会有疼痛感，这是正常现象，不用太担心，也不可因此而放弃排尿。如果产后无特殊情况，新妈妈可以起床或如厕排尿。

对于剖宫产的新妈妈来说，手术前医生会在产妇身上放置输尿管，在术后 24 ~ 48 小时，膀胱肌肉就会恢复收缩排尿功能，输尿管就可以拔掉了。拔管后，新妈妈要在 4 小时内自行排出尿液，时间太久容易发生尿路感染。

温馨提示：可采取辅助措施帮助排尿

尿液排不出时，新妈妈首先应该放松心态，可以将厕所水龙头打开，或用温水袋敷于腹部，或用手轻轻按压膀胱，以使自己更有尿意。大部分新妈妈都能通过这些辅助措施顺利排尿。

5. 关注初乳和产后第一次哺乳

初乳是产后 5 天内乳房分泌的金黄色乳汁，稀薄似水样。初乳的量虽少，但营养价值极高，自然产妈妈和剖宫产妈妈都要重视产后的第一次哺乳，尽量让宝宝喝到营养丰富的初乳。第一次哺乳也是与宝宝亲密接触的好机会，新妈妈一定要把握好此次机会，增进母婴感情，并让宝宝多吸吮。

自然产妈妈的第一次哺乳

宝宝在出生后不久，就会有强烈的吸吮反射，自然产妈妈产后半小时就可哺乳了。新妈妈可以在护士的指导下让宝宝早接触、早吸吮乳头。尽早哺乳，可以给宝宝留下深刻的记忆，对以后的哺乳有益。新妈妈可以将乳头放在宝宝的嘴巴附近，用乳头触碰宝宝的小嘴，宝宝就会本能地含住乳头。另外，由于新妈妈此时还比较虚弱，需要找个舒服的姿势喂奶，并让宝宝正确地含住乳头。

剖宫产妈妈的第一次哺乳

剖宫产妈妈同样也可以将初乳喂给宝宝喝，宝宝尽早吸吮乳头还利于子宫收缩，促进伤口愈合。剖宫产的新妈妈在第一次哺乳时宜采取侧卧位的姿势，不要偏向伤口的一侧，让家人或护士将宝宝放到床边，侧躺着哺乳，这样才不会挤压到伤口。

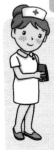

温馨提示：第一次哺乳注意乳房清洁

第一次喂奶时，由于新妈妈刚生产完，担心宝宝饿肚子，迫切希望宝宝能尽快喝到第一口奶，因此最容易忽视乳房清洁问题。在生产过程中，新妈妈会大量出汗，孕期也可能会分泌乳汁，乳头上可能会有结痂。在第一次哺乳时，可以先用食用油涂抹在乳头的结痂上，使结痂变软后再用温开水清洗干净，然后再哺乳。

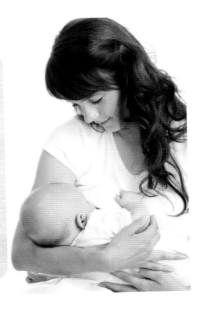

6. 关注恶露和分泌物的情况

产后新妈妈都会有恶露排出，恶露持续的时间因人而异。一般来说，剖宫产妈妈比自然产妈妈排出的恶露要少。正常的恶露有血腥味，但不臭。一般在产后的 3 ~ 7 天为血性恶露，开始时量较多，色鲜红，含有血液，有时还会伴有小血块、黏液或坏死的蜕膜组织。随着子宫的修复，恶露颜色会变淡，量也减少，出血量也会慢慢较少。恶露在产后 2 ~ 3 周时会转变为白色或淡黄色，量会更少，分泌物中含有大量的白细胞、坏死的蜕膜组织和表皮细胞，不再有血液排出。当恶露持续排出的时间过长时，新妈妈应该及时看医生。

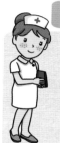

温馨提示：重视血性恶露

如果血性恶露持续 2 周以上，且量多、呈脓性、有臭味，或者伴有大量出血的情况，就是异常情况，应该及时就医，以防出现宫内感染或子宫复原不良的情况。

7. 保持会阴清洁，护理会阴伤口

自然产妈妈和剖宫产妈妈都要注意会阴的清洁，每天都要用清水清洗。进行过会阴侧切的自然产妈妈还要注意护理伤口，防止月子期感染病菌。

清洗会阴的方法

新妈妈清洗会阴部位时，要使用专用的清洗盆和毛巾，要使用温水，不需要添加其他药物，每天可以清洗 2 次，清洗后要记得擦干会阴部。大小便后也要用温水冲洗会阴，擦拭时可以用柔软的消毒卫生纸由前往后擦。冲洗时水流不可太大，以免造成保护膜破裂。新妈妈平时可以使用卫生护垫，这样能让外阴不直接接触未消毒的裤子，并能保持外阴干燥和吸收分泌物，但是要勤更换，刚开始可以每小时更换 1 次，之后可以 2 ~ 3 小时更换 1 次。

侧切伤口的护理

不少自然产妈妈要进行会阴侧切才能顺利生产，产后新妈妈在关注恶露和分泌物的同时，也要关注伤口的愈合情况，并进行适当的护理。

首先，要注意睡姿和坐姿。在睡觉的时候，新妈妈要避免不恰当的姿势，以免影响伤口愈合。如果伤口在左侧，新妈妈应该采取右侧卧位；如果伤口在右侧，就要采取左侧卧位。新妈妈坐立时，身体的重心应该偏向没有伤口的一侧，这样可以避免压迫伤口。拆完线之后的几天内，要避免做下蹲的动作。

产后有些新妈妈会有便秘症状，此时排便不可屏气用力，因为这样易使会阴扩张，不利于伤口愈合。排便时宜先收敛会阴部和臀部，再进行排便，这样可防止会阴伤口裂开。

温馨提示：盆底肌练习可促进伤口恢复

自然产妈妈产后都会感到会阴疼痛，为了减轻疼痛，使会阴伤口尽快愈合，可以适当做一些盆底肌肉锻炼。这种锻炼能够促进会阴部的血液循环，加速伤口愈合，缓解产后疼痛。

8. 剖宫产妈妈术后禁忌须知

剖宫产不同于自然分娩，由于接受了手术，所以产后护理和坐月子时，需特别注意。

不可长时间卧床

剖宫产妈妈产后不可长时间卧床，可以在术后 24 小时，等麻醉药作用消失后进行适当的运动，例如在家人的帮助下，下床慢慢走动一会儿。如果新妈妈的身体较为虚弱，无法下床，可以在床上坐起来，活动下腿部，或者改变下姿势。每天可活动三四次。产后适当活动，能促进身体的血液循环，防止血栓形成，还能有效地促进排气，有利于肠胃蠕动，防止肠粘连。

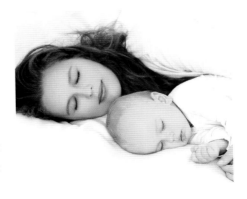

少用平卧的睡姿

剖宫产后 6 小时内，新妈妈可以去枕平卧，头偏向一侧。但是 6 小时后，要少用平卧的睡姿，宜采取侧卧睡姿。因为平卧不利于伤口恢复，侧卧可以减轻身体移动时对伤口的振动与牵拉，减轻疼痛感，还利于子宫内的积血排出，促进产后恢复。家人还应帮助新妈妈多变换体位、多翻身，这样可使麻痹的肠肌蠕动功能尽快恢复，促进肠道内的气体排出，缓解腹胀等不适。

术后 6 小时内应禁食

新妈妈在进行剖宫产手术时，由于肠管受到刺激，肠胃功能被抑制，蠕动减慢，消化系统还未恢复，过早进食会增加肠道的负担，使产气增多，不利于产后恢复。一般术后 6 小时内应该禁食，等到顺利排气后才可少量进食。

少用止疼药

麻醉药作用消失后，剖宫产妈妈会感到伤口疼痛，并且会逐渐变得强烈，新妈妈切不可因此而乱服止疼药。药物虽能暂时减轻疼痛，但会影响肠道功能的恢复，也会推迟哺乳的时间。所以，为了产后能尽快恢复，并使宝宝尽早喝上母乳，新妈妈应暂时忍耐一会儿。

不要拒绝哺乳

有些新妈妈担心过早哺乳会影响伤口愈合，因为哺乳需要抱着宝宝，不小心就会触碰到伤口。其实只要采取正确的哺乳方式，对剖宫产妈妈的产后恢复是极为有利的。因为哺乳会加快子宫收缩，减少子宫出血，从而促进子宫恢复。剖宫产妈妈的子宫收缩本来就要慢一些，因此更要让宝宝多吸吮乳头。

温馨提示：新妈妈应避免感冒

剖宫产妈妈月子期如果不慎感冒，可能会出现咳嗽、呕吐等症状，容易引起伤口撕裂，不利于产后恢复，同时也会对哺乳产生不利的影响。因此，月子期应做好保暖工作，预防感冒。

9. 剖宫产妈妈的伤口护理措施

剖宫产妈妈的伤口护理要细致，并且应注意观察伤口的变化。伤口护理不当容易引起感染，使伤口裂开，还会产生难看的疤痕。

定时查看刀口及恶露

新妈妈产后每隔一段时间就要查看刀口的变化，定时更换伤口的纱布和药物，还要注意观察恶露的排出是否正常。如果发现刀口有渗血的情况，应该及时告知医生。

拆线后再出院

剖宫产妈妈住院的时间相对要长些，这是因为伤口在拆线后出院才安全。如今，剖宫产大部分采用横切，正常情况下，术后5天就可以拆线；纵切的妈妈则要到术后7天才能拆线。具体的拆线时间应在医生检查后再做决定，不可过早拆线，以免引起伤口裂开。偏胖的新妈妈因为腹压较高，拆线的时间可能要推后。

伤口要消毒，不可沾水

在给伤口换药时，要注意对伤口进行消毒处理，可以先用卫生棉球蘸取75%的酒精擦拭伤口及周围皮肤，然后换成新的药物。为了保证伤口的干净卫生，产后家人可以每天用湿毛巾帮助新妈妈擦拭身体，但是伤口在愈合前不能沾水，以免污染伤口。

伤口发痒的处理方法

术后伤口发痒是正常的现象，这是由伤口结疤后疤痕增生引起的。新妈妈不可用手去抓，也不可用衣服去摩擦伤口，可以在医生的指导下，在伤口周围涂抹一些止痒的药物。

温馨提示：伤口持续疼痛需就医

麻醉药消失后，伤口会有些疼痛，一般2～3天后疼痛就会缓解。如果新妈妈伤口的疼痛持续时间较长，伤口出现红肿发热、用手按压伤口有刺痛感等，就需要及时就医。

10. 剖宫产妈妈要预防瘢痕

有些新妈妈属于瘢痕体质，皮肤较为敏感，进行剖宫产手术后容易产生瘢痕，这让不少新妈妈感到苦恼。

现在医疗技术发达，医生一般都会使用横切的方法进行剖宫产。这种方法使伤口平行于皮肤，在手术过程中使用可吸收肠线进行缝合，所以伤口张力很小，伤口愈合后也不用拆线，会大大减少瘢痕的产生概率。除了采用医疗技术防止瘢痕的产生外，月子期的护理也十分重要，尤其是以下注意事项。

保持伤口清洁

手术后，新妈妈要让家人帮忙，经常擦拭伤口周围的皮肤，保持周围皮肤的洁净干爽，防止细菌感染，勤换衣服，出汗后尽快擦拭干净。术后也要勤换药，但是要由医生来操作，自行操作容易引起感染。

避免剧烈运动

一般拆线后，新妈妈就可以出院了，在家可以适当做运动，但是要注意动作的幅度不宜太大，要避免身体过度伸展或侧屈。

避免抓破伤口

当瘢痕开始增生时，会出现痛痒感，特别是在大量出汗或天气变化时，刺痒会变得很强烈，不少新妈妈会忍不住抓几下，这是一种非常不明智的做法，因为这样容易抓破伤口，从而引起感染。如果痛痒难耐，可以在医生的指导下涂抹一些外用的药物。另外，还要避免进食刺激性食物。

不要过早揭掉伤口结痂

伤口结痂后，新妈妈不要过早地揭掉，否则会使停留在修复阶段的表皮细胞被带走，严重时会撕脱真皮组织，使伤口出现刺痒，令瘢痕体质的新妈妈更容易出现瘢痕。

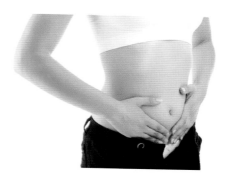

11. 安排好月子里妈妈的活动

产后适当运动对新妈妈肌肉功能的恢复、早日恢复苗条身材都十分有益。但是活动也有讲究，需要循序渐进，根据新妈妈的恢复情况慢慢增加活动量，这样才能达到促进产后恢复的效果。

产后 3 天的活动

此时，自然产妈妈和剖宫产妈妈大多可以下床活动，但是强度不宜太大，可在室内慢慢走走，活动活动筋骨。新妈妈还要注意控制活动时间，千万不可劳累。不便下床的新妈妈也应该在床上多翻身、活动四肢等。

产后 2 周的活动

这个阶段，自然产妈妈的身体恢复了很多，剖宫产妈妈的伤口也差不多愈合了，可以适当地增加活动量，在房间或阳台活动，走动的时间可以延长些。

产后 4 周的活动

此时，新妈妈身体恢复的情况较好，可以进行一些简单的健身运动了。新妈妈可以练习一些专为产后体形恢复而设计的运动，但是要注意动作的幅度不能太大，以免拉伤。

产后 5 ~ 6 周的活动

在产后 5 ~ 6 周，新妈妈的身体已经恢复得差不多了。在晴朗的天气里，新妈妈可以在家人的陪伴下，出门晒晒太阳和散步了，呼吸一下新鲜空气。阳光较好的时候，也可以带着宝宝一起出门走走。

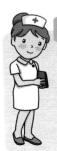

温馨提示：体力较差的新妈妈也要适当活动

体力较差的新妈妈适当活动对其恢复体力是很有帮助的，下床前可以先在床上坐一会，然后在家人或护士的协助下再下床活动。最开始时可以由其他人扶着走动，待体力恢复一些后，再自行走动。

12. 避免长时间看电视、上网

新妈妈在月子期可以适当看电视、上网，但是要注意控制时间。一般在产后第 1 周尽量不要看电视、上网，1 周之后每次看电视或上网的时间也不宜超过 1 小时。

月子期长时间用眼，会对眼睛造成不利的影响，容易产生双眼疲劳、视觉模糊，严重的会导致视力下降。眼部肌肉如果长时间处于紧张状态，还容易出现头痛、恶心、眼睛胀痛等不适。因此新妈妈要少看电视和上网。

在看电视或上网的过程中如果感到眼睛不适，就应该立即停止用眼，可以看一会儿电视后闭上眼睛休息一会儿，或者按摩一下眼睛、眺望一下远处，看完电视或上网后应该多看看绿色植物。新妈妈看的电视节目也应该是轻松愉快的，不宜看容易使人产生紧张感的节目，以免引起情绪波动，增加得产后抑郁症的机会。

看电视时，电视机的高度要合适，以略低于水平视线为宜。新妈妈与电视机要保持一定的距离，这样可以减轻眼睛的疲劳。电视机不要放在卧室，以免影响宝宝和新妈妈休息。上网的时候，新妈妈也不可离电脑太近。

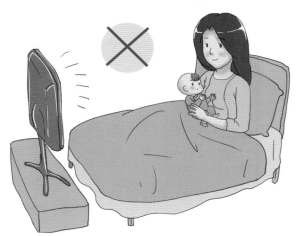

新妈妈看电视或者上网时，不要抱着宝宝。

温馨提示：不可抱着宝宝看电视、上网

新妈妈看电视或上网时，不可抱着宝宝，因为宝宝听到电视机里发出的声音后会影响其休息。此外，电脑有一定的辐射，而且电脑屏幕会对宝宝的眼睛产生刺激。因此，新妈妈千万不可抱着宝宝上网。

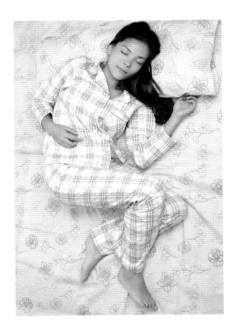

13. 新妈妈的衣着与穿戴要求

产后新妈妈的身形还未恢复到孕前状态，加上需要哺乳和护理伤口，衣着除了要保持洁净外，还要穿得舒服。

衣服的选择

新妈妈产后都会有一定程度的发胖，为了使身材看起来更苗条，有些新妈妈会穿紧身衣，这是一种错误的做法。月子期衣服太紧会影响全身的血液循环，容易使乳房受到压迫，从而影响哺乳。

新妈妈的衣着应该宽大舒适、厚薄适中，并要随着季节变化增减衣服。贴身的衣服可以选择舒适的棉制品，这种材质的衣服吸汗性和透气性好。夏天，新妈妈宜穿着单衣、单裤、单袜，天气炎热时不一定要穿长衣长袖，只要不受风即可，切不可捂得太严实，以免引起中暑；冬天，新妈妈宜穿棉衣或羽绒服，脚穿厚棉线袜或羊绒袜，只要室内不漏风，新妈妈就不用戴帽子或包裹头巾。

选择合适的内衣

新妈妈不能因为哺乳不方便而放弃佩戴胸罩，佩戴合适的胸罩能够起到支撑胸部的作用，有利于促进胸部的血液循环，能避免乳汁瘀积而产生乳腺炎，增加乳汁的分泌，保护乳头免受擦伤，还能防止乳房下垂。内衣裤应尽量选择透气性好的纯棉材质，不可太紧。新妈妈的胸部会随着乳汁分泌的多少而发生变化，应及时更换大小合适的胸罩。

宜穿带后跟的软底鞋

月子期新妈妈即便是只在家中活动也要备一双好鞋。新妈妈穿的鞋里外都要柔软，不可穿高跟鞋，以防产后出现足跟、足底痛，以及下腹酸痛等毛病。新妈妈也不宜穿一点跟都没有的平底鞋，最好带一点儿跟。即便在室内随便走走也要穿一双柔软的、带一点儿跟的棉拖鞋。活动时，宜穿舒适的运动鞋或休闲鞋。

根据实际情况使用束缚带

月子期是否需要使用束缚带应根据实际情况决定。一般来说，哺乳的妈妈不宜使用束缚带，因为使用束缚带容易使肠道蠕动减慢，并影响食欲，不利于乳汁的分泌。束缚带绑得太紧还容易使腹压增高，从而引发子宫脱垂、尿失禁等不良后果。

剖宫产妈妈在产后 7 天内可以使用束缚带，但是拆线后就应该减少使用。有内脏器官下垂症状的新妈妈应该使用束缚带，它可以对内脏起到托举的作用。

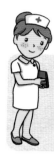

温馨提示：新妈妈不宜裹得太严实

新妈妈不是穿得越多越好，穿得太多、捂得太严实，会使身体的热气无法散发，导致出汗过多，会让人全身无力，不利于产后恢复。新妈妈抵抗力弱，应该根据季节增减衣服和调整衣服的厚度。

14. 注意个人卫生，勤洗、勤换

新妈妈要养成良好的卫生习惯，不仅要每天清洗外阴和伤口，还要进行全身清洁，保持皮肤的清洁和干燥。

产后新妈妈皮肤的排泄功能特别旺盛，为了排出体内多余的水分，汗液会增多，贴身衣物经常会被汗浸湿，休息时床单也会被汗浸湿。而哺乳的新妈妈因为乳汁分泌，经常会弄湿胸罩，恶露的分泌使内衣裤也不能保持洁净。因此，新妈妈要勤更换内衣和床单，内衣最好每天换 1 次，上衣和被单也要经常更换，以免细菌滋生，引起产后感染。

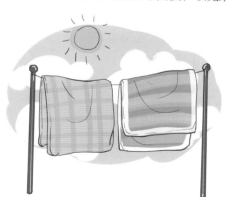

被褥要经常清洗，并放在阳光下晾晒，以杀菌消毒。

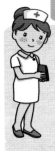
新妈妈容易出汗，被褥也会沾上汗水，因此，在经常清洗床单的同时，在晴朗的天气里还应该将被褥拿出去晒一晒。因为被褥吸汗后会变得潮湿，容易滋生细菌，对睡眠和健康都不利。还需要注意的是，夏天新妈妈使用的被褥最好是棉麻制品，这种材质的被褥吸汗性好，可去暑湿；冬天宜垫上厚的被褥，盖的被子不宜过重，宜软且暖和。

15. 月子期间刷牙有讲究

有些老观念认为，月子期不宜刷牙，这种观念是错误的。月子里新妈妈进食高蛋白、高糖食物较多，如果不刷牙，就不能及时清除食物残渣及其他酸性物质，容易使口腔中滋生大量细菌，腐蚀牙齿，从而引起牙周炎、齿龈脓肿等口腔疾病。

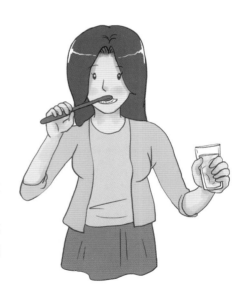

产后前3天，新妈妈可以将纱布缠在手指上，挤上牙膏，将手指当作牙刷在牙齿上来回擦拭。之后就可以正常使用牙刷了，但是牙刷应选择软毛的，太硬的牙刷容易伤害牙龈，动作要轻柔，宜采用竖刷的方式，可以早晚各刷1次。产后不可轻易碰冷水，因为新妈妈产后身体虚弱，对寒冷刺激较为敏感，牙齿对冷水的刺激也格外敏感，所以产后刷牙宜用温水。

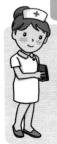
温馨提示：饭后要漱口

月子期，新妈妈不仅要刷牙，饭后还应该漱口，这样才能更好地清理食物残渣，避免牙齿受到腐蚀，还可以有效防止牙龈炎、牙龈出血、牙齿松动等。

16. 月子里也可以洗头、洗澡

有人认为月子里洗头、洗澡容易感冒着凉，因此长时间不洗头、洗澡，这种做法也是不对的，因为全身不洁净只会增加患病的风险。产后洗澡还能促进体内代谢物排出，缓解肌肉和神经的疲劳。一般而言，自然产妈妈在产后 2 ~ 5 天就可以洗澡了，恢复较好的剖宫产妈妈产后 2 周左右就可洗澡。

洗头注意事项

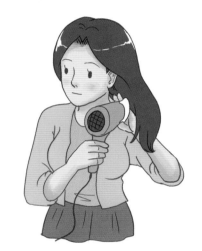

◆新妈妈洗头时不要忘了清洗头皮，可以用手指轻轻按摩，不可用力。

◆洗头的水温要适宜，不要用太冷的水，以免引起感冒，一般水温在 37 摄氏度左右较为合适。

◆月子期的洗发产品要安全、无刺激，不宜使用化学添加剂过多的洗发用品。

◆洗头后要及时用洁净的干毛巾擦一下，然后用吹风机将头皮、头发吹干，以免着凉。新妈妈不要太晚洗头发，以防头发未干透就睡觉，引起头痛。

洗澡注意事项

◆新妈妈洗澡宜采用淋浴，不宜用盆浴，以免污水进入阴道，引起感染。每次洗澡的时间不宜过长，以 5 ~ 10 分钟为宜。

◆洗澡后，应先将身体擦干，穿好衣服后再出浴室，防止受凉。

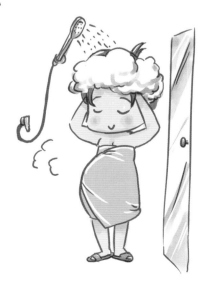

◆新妈妈不宜在饥饿或饱腹时洗澡，洗澡后可以适当进食，以补充消耗的体力。

◆夏天温度较高，洗澡时的水温也应该保持在 37 摄氏度左右，不可贪图凉快，洗澡时要注意保持空气流通。

◆冬天洗澡时，浴室温度要适宜，可将浴室温度调至 26 摄氏度左右后再进去。洗澡时水温也不宜过高，避免出汗过多，引起头晕等不适。

17. 月子期应该多梳头

新妈妈要纠正月子期不能梳头的错误观念。月子期正确梳头，可以刺激头皮，对头皮起到按摩的作用，并促进局部的血液循环，起到防止脱发的作用。梳头还可以清理头发中的污垢，保证新妈妈的个人卫生，并具有提神的作用。

月子期梳头虽好处多，但也要注意方法，用对方法才能收到好的效果。

◆新妈妈不宜使用新梳子，因为新梳子较为尖利，容易刺痛头皮。

◆新妈妈应该像平时一样，早晚各梳1次头，不要好几天才梳1次，以免头发打结，在梳头时引起头皮和头发损伤。梳头时不可用太大的力气，要顺着头皮轻轻梳理。

◆新妈妈的头发不宜太长，产前就应该进行修理。头发太长不便于梳理和清洗，带宝宝时也不方便。

◆新妈妈的头发出现打结时，应该从发梢梳起，如果很难梳理，可用梳子蘸75%的酒精进行梳理。

◆新妈妈可以备2把梳子，一把在头发打湿后使用，另外一把在头发吹干后使用。这样可以有效地减少细菌的传播。另外，梳子应该经常进行清洗，避免头发上的脏物长时间保留，滋生细菌。

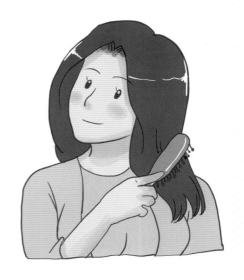

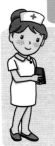

温馨提示：新妈妈宜用牛角梳

牛角梳梳齿排列均匀、整齐，不疏不密，尖端比较钝圆，不会刺痛头皮和引起损伤，不容易变形，而且还具有一定的保健作用，适合新妈妈使用。新妈妈不宜选用金属或塑料制品的梳子，那些梳子容易引起静电，使头发不易梳理。

18. 做好防寒保暖、防暑措施

产后，新妈妈出汗较多，毛孔张开，容易受风寒，因此要特别注意防寒保暖，新妈妈应做到以下几点：

◆新妈妈要穿得暖，除了夏天，都要穿长衣长裤，冬天在家也要穿厚袜子。

◆夜间喂奶比较容易受凉，新妈妈一定要穿上衣服后再喂奶，不要嫌麻烦，月子期受寒后对日后的身体会有很大影响。

◆新妈妈洗脸、洗手时不要接触冷水，尽量使用温水。

◆冬天气温低，应保证室内温度适宜。在北方可以开暖气保暖，南方可以用空调或电暖气来保证室内温度。

◆即便天气再炎热，新妈妈也不要光着脚在房间里走，可以穿一双拖鞋。如果温度不是很高，新妈妈还可以穿一双薄棉袜进行保暖。

夏季坐月子要注意防暑，在高温的环境中，如果新妈妈捂得太严实，很容易中暑。在护理过程中新妈妈要注意以下几点：

◆新妈妈坐月子的房间宜选择朝向好、通风好的房间。房间要保持通风，温度过高时可以借助电风扇或空调降温。

◆天气炎热时，新妈妈要每天用热水洗澡，多喝水。

◆新妈妈的衣服要宽松、凉爽和透气，这样更利于散热。

要做好防寒保暖和防暑工作，除了上面所说的，新妈妈还要休息好，保持足够的睡眠时间，适当运动，加快身体恢复，提高抵抗力。身体好了，才能抵抗各种疾病的侵袭。

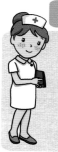

温馨提示：新妈妈中暑后的护理

如果新妈妈不小心中暑了，要及时采取措施抢救。首先，应该保持室内通风，并降低室内温度。然后，用冷水和酒精擦拭全身，可在额头、腋窝等处放置冰袋，并打开电风扇降温，还应喝些盐水。如果症状没有得到改善，就应该及时就医。

19. 坐月子期间禁止性生活

月子期是身体各器官恢复的重要时期，正常情况下，最先恢复的是外阴，需要 10 天左右；产后 6 周子宫才能恢复到孕前大小；子宫腔内胎盘附着部位的子宫内膜需要 4 ~ 6 周才能恢复。

新妈妈如果在身体各器官还未复原的情况下进行性生活，细菌就容易从阴道进入，引起子宫内膜炎及其附属器官的炎症。在月子期，内阴道壁内黏膜较为脆弱，容易受损伤，过性生活时容易发生阴道裂伤和出血。性生活的机械刺激也会使得新妈妈未完全恢复的盆腔脏器充血，降低对疾病的抵抗力，从而引起严重的产褥感染。分娩时会阴侧切口的伤口也会因月子期性生活而减缓愈合的速度。因此，坐月子期间应禁止性生活。

温馨提示：产后开始性生活的时间

　　一般来说，自然产妈妈在各器官复原后即可过性生活，剖宫产妈妈则需要在产后 3 个月才能开始性生活。产后第一次过性生活时，动作要轻柔，还要采取合适的体位。进入哺乳期后，性生活也不要过于频繁，因为新妈妈哺乳会消耗大量的能量，需要好好休息。

20. 不同的季节，不同的呵护方案

不同的季节气候有差别，月子期间的护理方式也有所不同，根据季节变化坐月子，合理安排月子期的生活，才能更好地调理身体。

春季月子期呵护

春季气候不稳定，也是传染病多发的季节，新妈妈和宝宝都要做好防护工作，避免感染疾病。一般需要注意以下几点：

◆春季气候转暖，每天可以多开窗、开门，使室内空气流通。昼夜温差大，新妈妈要注意保暖，睡觉时要关窗，避免受凉。

◆坐月子期间要减少探望人员，因为春季流行病高发，频繁接触外来人员容易造成新妈妈感染。

夏季月子期呵护

夏天天气炎热,新妈妈出汗较多,但也不能贪图一时凉快而做一些不利于产后恢复的事。新妈妈夏季坐月子需注意以下几点:

◆新妈妈容易出汗,尤其要注意产后卫生,在身体恢复较好的情况下,要勤洗头、洗澡。

◆天气炎热时,可以使用空调或风扇降温,但新妈妈不能直接对着吹。

◆新妈妈不可贪凉,不能吃冷食,也不要用冷水洗脸、洗手。

◆可以准备2套短袖衣服在白天换着穿,准备2套长袖衣服在夜间换着穿。衣服要宽松、吸汗,利于散热。

秋季月子期呵护

秋季干燥,天气多变,灰尘较多,除了要注意室内温湿度的变化,还要注意防风润燥。新妈妈应该做到以下几点:

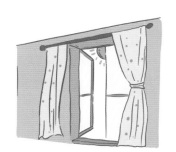

◆秋季早晚温差大,早晚衣服需要多穿一件,睡觉前要注意检查门窗是否关严,以免夜里受凉。

◆在干燥的天气里,新妈妈要多喝水,保持呼吸道和肺部的正常湿度。

◆家里要时常开窗透气,新妈妈和宝宝要注意避免吹过堂风。

◆秋季适合进行户外活动,在月子期的后2周,如果新妈妈的身体恢复得较好,可以适当外出活动。

◆新妈妈切忌接触冷水,以免引起腹痛及日后月经不调等。

◆秋季坐月子期间,在洗澡时应保持合适的室温,可提前开启浴霸等取暖设备,将室内温度调整至20摄氏度后再进入。

冬季月子期呵护

冬季天气寒冷,虽较少出门,新妈妈在家也要注意防寒。有以下事项需要注意:

◆冬季空气干燥,要注意增加室内湿度。天气寒冷,经常会使用取暖用品,因此房间要经常通风换气,每天应开窗换气15分钟左右,开窗期间妈妈和宝宝可以到别的房间里活动。

◆新妈妈可以根据室内温度选择合适的衣服,可以选择宽松的棉质睡衣,这种衣服舒适,也便于哺乳。

◆冬天寒冷,加上衣服穿得较多,行动不方便,但新妈妈也要适当运动,以促进身体恢复。

21. 新爸爸要多照顾新妈妈

产后新妈妈的身体和心理都会发生很大的变化，新爸爸应该主动承担照顾宝宝的责任，并且安排好新妈妈在月子期的生活。只有新妈妈的身体恢复得好、心情好，才能为宝宝创造一个良好的成长环境。

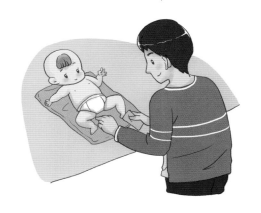

为母婴创造舒适的生活环境

在新妈妈和宝宝出院前，新爸爸就要将家布置好。将房间打扫干净并消毒，减少母婴感染的机会；准备好婴儿车、儿童床和玩具等；选择硬度适中的床垫，保证新妈妈的睡眠质量。在月子期间，新爸爸不要抽烟，以免影响母婴健康。

多与新妈妈进行情感交流

生产后，新妈妈的大部分精力都花在宝宝身上，再加上身体的疲劳，需要大量时间休息，因此对新爸爸的关注会减少很多。新爸爸要创造机会多与新妈妈进行感情交流，共同面对和解决宝宝出生后的问题，增进两人的感情，营造温馨的家庭氛围。

承担更多的家务活

新妈妈身体虚弱，月子期不宜做家务，新爸爸应该多承担一些家务活，比如打扫卫生、做饭、清洗衣物等。

承担起照顾宝宝的责任

新爸爸在宝宝出生前就应多学习育儿知识，如喂奶、换尿布、哄宝宝等，以便在月子期承担起照顾宝宝的责任。新妈妈白天照顾宝宝已经很辛苦了，夜间需要充分休息，宝宝哭闹时，新爸爸可以承担换尿布和哄宝宝入睡的工作，为新妈妈减轻负担。

新爸爸要鼓励妻子多运动

产后适度的运动能让新妈妈恢复苗条的身形，使皮肤焕发光彩，还能增加体力。新爸爸要多鼓励新妈妈运动，为其制定合理的运动计划，提高新妈妈对运动的兴趣。

22. 产后 42 天需进行健康检查

产后新妈妈大约需 42 天才能让生殖器官及全身恢复到孕前的状态。新妈妈出了月子期以后，应去医院检查身体和盆腔器官的恢复情况，以便及时发现异常情况。产后 42 天，新妈妈体检的主要项目如下：

体重 ➤ 主要检查新妈妈的营养摄入和身材恢复情况，为新妈妈提供营养和运动建议。

血压 ➤ 检查新妈妈的血压是否恢复正常，产后新妈妈的血压一般都会恢复到孕前水平，有妊娠高血压的妈妈尤其要重视此项检查。

血常规 ➤ 检查新妈妈是否有贫血症状，产后有出血症状的新妈妈要重视。

伤口检查 ➤ 自然产妈妈需检查会阴、产道的裂伤和骨盆底肌肉组织等的恢复情况，剖宫产妈妈要检查腹部、子宫等伤口的愈合情况。

乳房检查 ➤ 产后乳汁分泌会使乳房变得十分娇嫩，产后乳房检查的目的是预防乳腺炎、乳腺管堵塞等疾病。

盆腔脏器检查 ➤ 检查内容包括子宫大小恢复是否正常，有无脱垂；子宫附件及周围组织有无炎症；阴道分泌物是否正常及其他妇科疾病等。

尿常规 ➤ 检查新妈妈是否有糖尿、尿路炎症等。

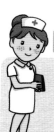

温馨提示：产后新妈妈应接受避孕指导

出了月子期以后，身体恢复较好的新妈妈可以恢复性生活，但要考虑到避孕的问题，因为两次怀孕时间间隔太短，对身体伤害很大。此次体检时，新妈妈可以通过咨询医生，了解并选择适合自己的避孕方式。

23. 给高龄妈妈的特别照护

高龄妈妈不仅怀孕较为困难，产后身体也会比普通妈妈更虚弱，出现产后不适症状的概率也会更大，为了保证高龄妈妈恢复身体，月子期的照顾更应该考虑周全。

高龄妈妈需要静养

高龄产妇中有60%是剖宫产，产后需要长时间静养才能使身体恢复，因此月子期的休养环境应该安静，空气要流通，且不被外界所打扰。在保证高龄妈妈静养的同时，家人也应该鼓励她适当走动。在手术6小时后，应该多翻身，这样可以促进瘀血的排出，同时减少感染，防止发生盆腔静脉血栓炎和下肢静脉血栓炎，但是不能长时间行走或者站立。

密切观察身体变化

高龄妈妈在孕期更容易出现妊娠高血压、妊娠糖尿病等疾病，产后也更容易出现贫血等疾病。因此，月子期家人要注意观察高龄妈妈的身体变化，一旦发现异常情况，要及时就医。高龄妈妈身体的新陈代谢慢，恢复速度也慢，月子期生病容易落下病根，家人应多分担照顾宝宝的责任，避免高龄妈妈因身体疲劳而引起疾病。

多陪高龄妈妈说话

高龄产妇由于年龄较大，再加上体内激素的变化，产后较育龄期的产妇更可能发生抑郁症。所以高龄产妇家人要多陪在她身边，给予产妇更多的关心和呵护，多陪高龄妈妈说话，让其释放心中的压力和不良情绪。当家人发现高龄妈妈的情绪不稳定时，一定要尽力安抚她，并精心照顾好宝宝，让妈妈放心。

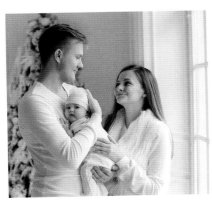

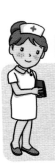

温馨提示：高龄妈妈要保证阴道卫生

高龄妈妈的恢复能力较差，阴道自净能力和免疫力下降，容易出现妇科疾病。因此，高龄妈妈要每天清洗会阴，还可采取一定的措施进行杀菌、消毒，保证阴道的卫生，提高免疫力，降低产道感染的风险。

四、月子期哺乳与乳房保健

大部分月子期的新妈妈要面临一项重要任务：给新生儿哺乳。喂奶这件事可不像看上去那么简单，需要掌握一定的技巧，才能既让宝宝喝得高兴，也让妈妈奶水充沛、哺乳舒适。与此同时，新妈妈不要忘了做好乳房保健工作，保护好宝宝的"粮仓"。

1. 坚持母婴同室，早开奶

新妈妈尽早让宝宝尝到甘甜的乳汁，能够使宝宝得到更多的母爱和温暖，减少出生后的陌生感。一般情况下，若分娩时妈妈、宝宝一切正常，新生儿在出生后半小时内应在产房完成第一次吸吮，产后1小时应随母亲一同回到病房。产妇可在医务人员指导下随时哺喂母乳，促进下奶。也可按照自身的涨奶程度还有宝宝的饥饿度，随时随地给宝宝喂养，在宝宝不断的吸吮刺激后，以后的喂养之路将会顺利很多。

及早开奶有利于母乳分泌，不仅能增加泌乳量，而且还可以促进乳腺管畅通，防止产后乳腺炎的发生。新生儿也可通过吮吸和吞咽促进肠蠕动及胎便的排泄。早喂奶还能及早建立起亲子感情，让母子关系更融洽。

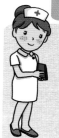

温馨提示：母婴同室不同床

婴儿要与母亲分床睡，且睡在单独的褥子里，露出口鼻。一些初为人母的产妇喜欢把宝宝搂在怀里睡或者干脆抱着睡。可一旦熟睡过去，很容易压到婴儿，若未能及时发现，很可能误将被褥遮盖了婴儿口鼻从而引起婴儿窒息。另外，同床睡还会影响产妇和婴儿的睡眠质量。

2. 新妈妈产后两三天就会有奶水

怀孕的时候，乳房受激素分泌的影响，乳腺进一步发育，乳房增大，做好了分泌乳汁的充分准备。但是，这时候的垂体催乳素是受到抑制而不能发挥催乳的作用。婴儿一旦出生，胎盘随之娩出，于是雌激素与孕激素在体内的浓度显著下降，从而解除了对催乳素的抑制。催乳素一旦发挥作用，乳汁就会不断分泌出来。

大多数女性在产后第 2～3 天就可从乳头挤出少许乳汁，称作初乳。初乳是黄色或金黄色的乳汁。之后，由于哺乳时婴儿吸吮乳头的刺激，乳汁的分泌量会日渐增多，初乳也会变成白色的正常乳汁。

3. 奶水充足的秘诀——好心情、好营养、好睡眠

对产后哺乳的妈妈来说，想要奶水充足其实方法很简单，就是保证好情绪、好营养和好睡眠。

孕妈妈因某些原因生气或伤心哭泣等，就会使母乳明显减少甚至停止泌乳。精神状态和情绪可影响体内某些激素的分泌，从而影响母乳分泌。因此，新妈妈产后应保持心情舒畅、心胸开阔，这些是乳汁分泌畅通的重要条件。

产后营养要全面合理，这是乳汁分泌的基础。产后妈妈应多吃富含蛋白质、脂肪和糖类的食品，适当食用新鲜的水果和蔬菜，以保证维生素、矿物质的需要。液态的食物是非常有必要的，可食用牛奶、果汁、各种汤类。汤汁并不是越浓越好，排骨汤、猪蹄汤等脂肪含量很高，最好把上面的油去掉再食用。

睡眠也是不容忽视的一个方面。睡觉的时候体内会分泌泌乳素，把营养转换成奶水，如果睡眠不足，不管吃多少补品，营养只能被母体吸收，无法转换成奶水。所以，产后新妈妈应该保证每天 8 个小时以上的睡眠。

新妈妈只要拥有了好心情、好营养、好睡眠，不刻意催乳也能拥有充足的奶水。

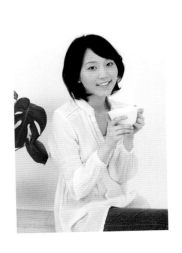
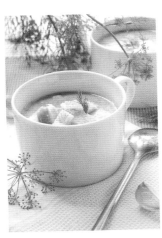
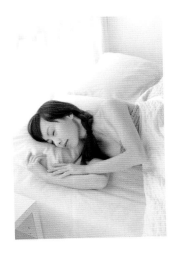

4. 哺乳好帮手——吸奶器、脚凳、哺乳枕

初次哺乳，新妈妈难免手忙脚乱。其实在哺乳时，新妈妈可以选择一些哺乳用品，让它们成为你哺乳时的好帮手。

吸奶器

吸奶器是用于吸出积聚在乳腺里的母乳的工具。有些妈妈全职带宝宝，觉得吸奶器不重要，这是一个误区。因为及时地吸出剩余的乳汁，对保养乳房、预防乳腺炎很关键。

如果你是全职工作的妈妈，每天都需要把乳汁吸出来保存，再喂给宝宝，就可以考虑购买全自动吸奶器。如果只是需要偶尔吸出一些乳汁，购买手动吸奶器就可以了。

脚凳

妈妈双脚直接踩在地上，抱起宝宝相对吃力，尤其是在哺喂双胞胎宝宝时，需要承担双倍的重量。如果妈妈把脚放在脚凳上面，抬高双膝，就有了更多的支撑，喂奶时更加舒适。有专为喂奶设计的脚凳，可以帮妈妈消除背部、腿部、肩膀和手臂的压力。

哺乳枕

新妈妈喂哺时，将哺乳枕套在腰上，将挽抱婴儿的手臂垫在枕面，能给妈妈提供强有力的支撑，有效地减轻手臂挽抱的疲劳，并把宝宝托举到适当的高度。

5. 适时催奶，给宝宝充足的乳汁

如果妈妈的奶水少，宝宝不够吃，就需要催奶，但不宜操之过急。因为刚刚生产后，肠胃功能尚未恢复，乳腺管还不够通畅，不宜食用大量的催乳汤水。催乳通常在产后第3周左右进行，新妈妈可以喝些有催乳功效的汤水，如鱼汤、肉汤、鸡汤等。新爸爸和家人应多给予新妈妈支持和鼓励，新妈妈自己也要坚定信心，相信自己一定能产生充足的奶水。与此同时，每天还可以做催乳、通乳的按摩，让乳房功能得到充分的发挥。

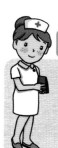

温馨提示：催乳不是大补

催乳并不是大补，而应讲究科学方法，既能让自己奶量充足，又能修复元气，且营养均衡不发胖。哺乳妈妈应在保持营养均衡、食品多样化的基础上，适当补充催乳食材。另外，要重视水分和蛋白质的摄入。

6. 避开影响乳汁分泌的因素

很多因素都会影响到妈妈乳汁的分泌，如营养不良、身患疾病、休息不好、精神状态不佳等，妈妈在月子期应尽量避开这些因素，让身心保持在良好的状态、奶水自然充足。

精神刺激

乳汁的分泌和妈妈的心情及精神状态息息相关。妈妈面对小宝宝的降临，除了感到惊喜之外，或多或少都有些紧张。这时要尽量避免不良精神刺激，比如忧虑、焦躁、疲劳等。

营养不良

乳汁的来源是食物、是妈妈对各种营养素的合理摄入。只有妈妈的饮食营养全面、食物搭配得当，摄入能量平衡，乳汁才会源源不断地分泌出来。

疾病

许多疾病都能影响到母乳的分泌，如贫血、肝炎、甲状腺疾病、乳腺疾病等。当新妈妈患上某些疾病时，不但会使泌乳量减少，还可能因为治疗放弃母乳喂养。因此，哺乳妈妈要注意调理好身体，减少患病率。

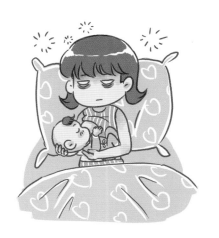

休息不好

如果哺乳妈妈晚上休息不好，会造成奶水中的营养素减少，而且奶水的量也会减少。所以，哺乳期妈妈切记要好好休息、放松心情，尽量避免过度疲劳。

烟、酒、刺激性饮料

新妈妈不要吸烟、饮酒、喝碳酸饮料。因为香烟中的尼古丁等有害成分会进入母乳中，严重威胁宝宝的健康；酒和碳酸饮料不但会影响新妈妈的睡眠，还会影响乳汁分泌，宝宝也会受到酒精和饮料中兴奋剂的伤害。

7. 选择舒服的哺乳姿势

喂奶的姿势没有标准，只要在哺乳过程中，妈妈和宝宝都感觉舒服，就是合适的姿势。

摇篮式 / 最普遍的哺乳姿势　　　　　适用人群：广大新手妈妈

妈妈取坐姿，用手臂的肘关节内侧支撑住宝宝的头部，使宝宝的腹部紧贴着妈妈的身体。妈妈可以用另一只手托住宝宝吮吸的乳房，将乳头递进宝宝的口中。动作熟练后，一只手还可以腾出来抚摸宝宝。这种姿势无论在家里，还是在公共场合，喂奶都非常方便，是让很多新手妈妈都感到比较舒服的姿势。

交叉摇篮式 / 交叉摇篮式与摇篮式有许多相似之处　　　适用人群：早产儿

妈妈将宝宝放在肘关节内侧，并用双手扶住宝宝的头。这种姿势适合早产儿或者吮吸能力弱、含乳头困难的宝宝。同摇篮式哺乳姿势一样，这个姿势能让妈妈清楚地看到宝宝吃奶的情况。

侧卧式 / 侧卧式喂奶受年轻妈妈的欢迎　　　适用人群：胸部丰满的妈妈

妈妈和宝宝面对面躺着，身贴身。如果妈妈在宝宝的左边，那么妈妈就用自己的左边胳膊支撑起身体面向宝宝，另一只手扶着宝宝，帮助宝宝吃奶，反之亦然。这种姿势喂奶时能让宝宝和妈妈都得到休息，宝宝不会被打扰，妈妈也可以边躺着休息边喂奶。

橄榄球式 / 剖宫产妈妈可以多多采用　　　适用人群：部分乳头内陷的妈妈

这种哺乳姿势的要点是，让宝宝躺在妈妈身体的一侧，妈妈用前臂护住宝宝的背部，让宝宝的颈部和头部枕在妈妈的手臂上。这种姿势对伤口的影响小，特别适合剖宫产妈妈。此外，采用这种姿势喂奶容易观察宝宝是否正确含乳、有效吸乳，也很适合乳头内陷、扁平的妈妈。

8. 学会哺乳的正确方法

虽然找到妈妈的乳头吸奶是每个宝宝天生的能力，但是新妈妈还是应该学会让奶水顺利分泌、让宝宝容易吮吸的正确哺乳方法。正确的哺乳方法一般按照下面的步骤进行：

①把纱布或毛巾垫在胳膊上

在接触宝宝头部的地方，垫上纱布或薄毛巾，可以阻隔妈妈胳膊产生的热量。

②在宝宝嘴唇上滴下 1 滴乳汁

如果把乳头放在宝宝嘴边，宝宝会主动用嘴吮吸。而如果先在宝宝的嘴唇上滴 1 滴乳汁，宝宝闻到味道，可以更容易找到乳头。

③让宝宝含住乳头

让宝宝的嘴巴充分含住妈妈的乳晕，喂奶时，让宝宝的鼻子稍稍接触到妈妈的乳房。每一边乳房喂 10 ~ 15 分钟，因为刺激乳腺 10 分钟以上，有助于分泌催乳素。

④让宝宝离开乳头

宝宝喝奶时，嘴里基本接近真空状态，乳头不容易取出。此时新妈妈应该先把手指头塞进宝宝的嘴角，然后把宝宝的头稍稍侧移，再将乳头拔出。

⑤让宝宝打嗝

宝宝喝奶的同时，也会吞下一部分空气。喂完奶后，可以把宝宝端正地抱在怀里，轻轻拍打宝宝的后背，让宝宝通过打嗝将多余的空气排出。

⑥挤掉剩余的奶水

在宝宝喝饱后，如果还有多余的奶水，就要全部挤掉。奶水残留在乳房里，不但会使新生的奶水量减少，还会引起乳腺炎。

⑦让乳房晾干

喂完奶后，不要马上戴胸罩，要用温水轻轻地冲洗后，将乳房晾一会儿，等残留的水汽蒸发。这样可以防止乳汁流出，弄脏衣服和胸罩。

9. 产后乳房胀痛的处理方法

产后 2 ～ 3 天产妇往往会感觉乳房胀痛，体温会轻微升高，最早可在产后 24 小时产生胀奶。这是由于乳房充血，腺泡里开始蓄积乳汁，乳腺管尚不通畅所致。有一部分产妇腋窝下有副乳腺，腋下也会出现肿胀、硬结、疼痛。此时，需要掌握正确的处理方法。

早开奶、勤吮吸

让宝宝早吸吮是解除乳房胀痛的最好办法。产后 30 分钟就开始让宝宝吸吮乳头，此时虽然还没有明显的乳汁排出，但吸吮动作可促使腺管开放，并及时将乳汁排出，减少乳汁淤积。婴儿吸吮力不足时，可借助器械吸引，把乳汁充分吸出，如大号注射器制成的临时吸乳器。用吸乳器吸奶时手法要轻柔，负压不要过大，并随时变换角度。

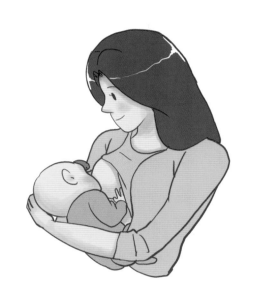

挤奶的同时进行乳房按摩，通过刺激与压力促进乳腺管的开放，将过多的乳汁挤出来。

多挤乳汁通腺管

挤乳汁的方法是：拇指与其余四指分开，四指并拢在乳房的下方或侧方，向胸壁方向轻轻用力，并使压力沿乳房基底部向胸壁方向逐渐按摩，有助于改善乳房的静脉回流，再由乳腺基底部逐渐移向乳晕部。如此反复可使乳腺泡中的乳汁移向乳窦。最后拇指与食指在乳晕处向胸壁方向挤压，一张一弛，并挤压各个方向。

乳腺管通畅以后，乳房胀痛就会缓解或消失。此时应暂时减少食用鱼汤、肉汤等。

冷敷法

用冷敷法也可缓解乳房胀痛。当乳汁分泌较多，乳腺管尚不十分通畅时，冷敷法是快而有效的治疗方法。用冷水或冰水敷在乳房的周围，可以止痛，并暂时收缩血管，减少乳汁的分泌，为乳房按摩或挤奶赢得时间。注意，这里不适合用热敷，因为如果乳房严重胀痛或乳管堵塞，热敷反而会加重炎症。

如果以上方式都不能减轻乳房胀痛，就需要及时到医院就诊。

10. 产后乳房日常保健技巧

哺乳期是乳房特殊而又重要的时期。这段时间内新妈妈要积极做好乳房保养，不仅能够给宝宝提供足够的口粮，还可以使乳房更加丰满、结实。

养成良好的哺乳习惯

◆ 喂奶的次数和时间要有规律。

◆ 两侧乳房轮流哺乳，防止造成双侧乳房不对称。

◆ 每次喂奶后排空乳房内残留的乳汁，这既能预防乳腺炎的发生，还有利于乳汁分泌。

◆ 每次哺乳后，用手轻轻托起乳房按摩10分钟。

选对哺乳内衣

◆ 哺乳期乳房会变得非常丰满，一般女性会比平时大2个罩杯，乳房自身的重量也会骤增。合适的胸罩可托起乳房，减轻乳房韧带的拉伸，防止乳房下垂。

◆ 哺乳期乳头常有乳汁溢出，应选用宽松、质地柔软、吸水性能好的胸罩，以避免乳头与硬物摩擦造成损伤。

◆ 胸罩不宜与其他衣服一起清洗，最好用内衣专用洗衣液单独洗。

避免外力挤压，注意睡姿

◆ 产后，乳房内部的软组织比较脆弱，易受到损伤，并引起内部增生，外力挤压能改变乳房的外部形状，使高耸的双乳下塌、下垂，不再美观。

◆ 产后新妈妈的睡姿以仰卧为佳，尽量不要长期向一个方向侧卧，以免挤压乳房，引起双侧乳房发育不平衡。

◆ 夫妻同房时，丈夫应尽量避免用力挤压乳房。

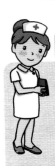

温馨提示：避免乳头皲裂

◆ 哺乳时，别让宝宝过度牵拉乳头，也不要让宝宝含着乳头入睡。

◆ 每次哺乳前后，用温开水清洁乳头和乳晕。

◆ 如果乳头破损，可用吸奶器吸出乳汁，用奶瓶喂食，或将钟形吸奶器置于乳晕上，让宝宝间接吮吸，以便破损的乳头尽快愈合。

11. 产后乳房保健按摩法

乳房按摩可促进泌乳通畅，保证乳汁充足，简单有效地避免乳房堵塞和乳汁匮乏。按摩护理的几个基本操作如下所述，缺乏经验的新手妈妈赶快学起来吧！

Step 1 清洁乳房

洗净双手，用毛巾蘸温水（水温 40 摄氏度 ~ 50 摄氏度），清洗乳头和整个乳房，然后用润肤油软化乳头上的乳痂。注意动作要轻柔。

Step 2 热敷乳房

将湿热的长毛巾拧干后，横向对折成"一"字形，敷在乳房上，围成圈，中间露出乳头。毛巾温度以产妇感觉舒服为度。毛巾冷却后，重复上述操作，持续热敷 5 ~ 10 分钟。

Step 3 乳头运动

用橄榄油或专业的乳房护理油均匀涂抹双手，一手压住乳晕，另一手的拇指、食指、中指轻轻抓住乳头慢慢地依次向上下左右 4 个方向牵拉。

Step 4 乳腺管疏通护理

双手轻托住乳房，手指沿乳房四周顺时针方向转圈，然后轻轻握住乳房，向乳头方向梳理挤压，至乳头时，挤压一下乳头。如此连续做几次。

Step 5 乳房底部按摩

①把乳房往中间推，尽量让两个乳头靠近。

②将一只手的大拇指放到腋下，其余的手指托住一侧乳房，另一只手也同样放到另一侧乳房上，用两只手把乳房包住，然后像是在揉面团似的，顺时针方向揉动乳房。此时乳房若有硬块或胀痛，就可以把硬块揉散、揉软。

12. 产后健胸美容运动方案

从怀孕开始，女人的乳房就面临着很大的挑战。怀孕后，乳腺组织和脂肪储备增加。再加上分娩后有的妈妈哺乳方式不正确，容易造成胸部缩水、下垂等现象。坚持做产后塑胸操，可以有效舒展胸部，预防产后胸部下垂。

屈腿舒展式

① 吸气。左腿向内屈膝，右腿站立；两臂慢慢举至头顶并拉直，手掌心相对。感觉胸部有明显的拉升效果。

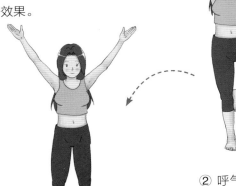

注意

此动作难度系数较低，适合产后恢复期的新妈妈每天练习。

② 呼气。手臂慢慢向两侧展开，同时左腿伸直，双脚打开。

伸展回复式

① 两腿微微弯曲，重心向下，两手手肘交叉，将胸部夹紧，掌心打开。

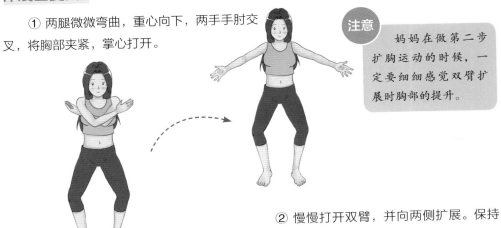

注意

妈妈在做第二步扩胸运动的时候，一定要细细感觉双臂扩展时胸部的提升。

② 慢慢打开双臂，并向两侧扩展。保持2分钟，呼气。

13. 哺乳妈妈最为关心的 10 个问题

新手妈妈提及母乳喂养，总会有很多问题，比如乳房较小是否会影响乳汁分泌？乳头凹陷怎么喂奶？这些问题都非常普遍，以下列举了关于哺乳与乳房保健的 10 个常见问题，希望能为新妈妈答疑解惑。

剖宫产妈妈产后乳少怎么办？

剖宫产的妈妈比自然分娩的妈妈下奶较晚，但只要有坚定的信念和充足的信心，并做好乳房的保健工作，及时刺激乳头，就能保证乳汁的分泌。建议剖宫产的新妈妈在宝宝出生后 24 小时内让他吸吮乳头 8 ~ 12 次，刺激乳房尽快下奶。

哺乳时乳房疼痛怎么办？

首先，保证宝宝含乳姿势的正确。妈妈的乳头和大部分乳晕应充满宝宝的整个嘴巴，宝宝的下唇会向后翻卷，嘴巴周围的肌肉有节律地收缩；其次，每次喂奶的时间不要超过 20 分钟；最后，如果乳房疼痛剧烈，可暂停哺乳 24 小时，将乳汁挤出，用奶瓶喂养宝宝。

妈妈生病时可以喂奶吗？

对于患了感冒、高热、急性扁桃体炎、肺炎等感染性疾病的新妈妈来说，不应停止喂奶，但需要在医生的指导下用药。得了急性乳腺炎的新妈妈，应暂停喂奶几天，尽快控制感染。而患有甲亢、肾炎、红斑狼疮或心脏病时，最好采取人工喂养。

乳头扁平、凹陷怎么喂奶？

妈妈与宝宝均取舒适的体位，让宝宝的身体转向妈妈，紧贴妈妈的身体，宝宝的嘴与乳头处于相同的高度。妈妈要能看到乳头和宝宝的嘴。妈妈一手托住宝宝，另一手挤捏乳房，使乳头凸出来，让宝宝吮吸。吮吸成功后，仍要挤捏乳房不松开，直到此次哺乳结束。

怎么知道宝宝是不是饿了？

宝宝会用很多方式给大人发出信息，新妈妈首先需要看懂宝宝的吃奶信号。宝宝饿的时候会有努嘴、用鼻子拱乳头等表现。如果想试探宝宝是不是饿了，可以把手放在他的脸颊上，如果宝宝张着嘴扭过头来找你的手，就说明他已经饿了。

乳房像石头一样坚硬怎么办？

在宝宝出生后的 3 ～ 5 天，新妈妈的乳房可能会充血，变得像石头一样坚硬。这时候，新妈妈可以尝试先热敷乳房，再排出里面的奶水，继而冷敷乳房，以减少它的肿胀。另外，最好每隔 3 小时就让宝宝吮吸母乳，以避免出现上述问题。

乳房小，就没有足够的奶吗？

不少新妈妈想当然地认为自己的乳房小，所以奶就少，这是不对的。乳房分泌乳汁的多少主要与体内催乳素的含量和泌乳细胞的多少有关，与乳房的形状和大小无关。有的妈妈乳房虽小，但泌乳细胞的数目很多，产后乳汁并不少。相反，有的妈妈乳房虽较大，但仅仅是脂肪的积聚，乳腺泌乳细胞很少，乳汁分泌也就不会理想。

乳头皲裂了怎么办？

新妈妈的乳头皮肤比较娇嫩，承受不了宝贝吸吮时的刺激，特别是奶水不足时，加上有时宝贝在含接乳头时姿势不正确，没有含住乳头及大部分乳晕，而又用力长时间吸咬乳头，容易造成乳头皲裂。要预防乳头皲裂，建议新妈妈在喂奶前后，先挤出一些乳汁涂在乳头上，保持乳头湿润再开始喂奶，这样也利于宝宝含接乳头，喂完奶后涂点乳汁在乳头上也能起到保护作用。

宝宝总咬妈妈的乳头怎么办？

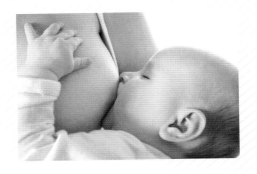

一个吃奶吃得正香的宝宝是不会咬乳头的。咬乳头表明宝宝已经结束吃奶了。因此，妈妈在喂奶时要注意观察，当看到宝宝已经吃饱了，不再吞咽，而是开始吸吮着玩时，就可以试着将乳头拔出来，防止宝宝咬。具体做法是：平静地将手指头插进乳头和宝宝的牙床之间，撤掉乳头，还要语气和缓且坚定地对宝宝说："不可以咬妈妈，妈妈会疼的。"

如何让外出哺乳更轻松自然？

出门时带一块大薄方巾或者哺乳披肩，既可以给宝宝挡风，也可以自己披在身上，当宝宝饿的时候搭在肩膀上盖住宝宝，就可以喂奶了。如果在公园，可选择僻静的地方，比如大树后，或者让爸爸遮挡一下。

五、月子期饮食调理

月子期间的饮食安排是月子期恢复的重要方面。一方面要适应生产之后身体虚弱的现实情况，需要合理摄入营养以促进身体恢复；另一方面，对于哺乳妈妈来说，还要摄入足够的食物以产生充足的奶水供新生宝宝生长之需。

1. 月子期间饮食营养大原则

产后的饮食应以精、杂、稀、软为主要原则。具体地说，就是指饮食要"精炼"、食物品种要多样、水分要多一些、食物要细软易消化。

饮食要清淡、细软、易消化

新妈妈刚刚生产完，身体还很虚弱，肠胃消化功能也没有完全恢复，很多新妈妈产后还有牙齿松动的情况。过硬的食物一方面对牙齿不好，另一方面也不利于消化吸收。因此给新妈妈做的饭要煮得软一些，少吃油炸或坚硬带壳的食物。

另外，新妈妈月子期的饮食要清淡，避免摄入过多的盐分使水分滞留在身体里，造成水肿。

温和进补

很多新妈妈在宝宝一出生时就开始进补各种催乳汤水，事实上，产后两三天大多数新妈妈的乳腺管还没完全畅通，因此不要急着喝催奶汤。不然奶水有了，乳腺管还没通，容易胀奶，甚至患乳腺炎等疾病。产后进补，要注意温和和循序渐进，以便身体能更好地接受。

少量多餐，荤素搭配营养好

新妈妈虽然需要比平常摄入更多的热能食物来为宝宝提供足够的乳汁，但是饮食搭配要均衡，切勿太油腻，否则不仅胃口会变坏，还可能造成宝宝脂肪泻，使其大便呈泡沫状。

新妈妈在月子期以一日六餐为宜，早中晚三餐中间加餐两次，再加一顿夜宵。少食多餐对于新妈妈来说非常重要，既可保证自身的健康，也能保证母乳的充足。

每日摄入的热量要合理

新妈妈虽然因为哺乳消耗了大量的能量，但是也不能任意地增加饮食。通常，新妈妈产后每天需要2700～2800千卡（1千卡=4200焦耳）热量，饮食量大致应比怀孕前增加30%左右。月子期里，为了自己跟宝宝的健康，新妈妈要按时吃饭，菜谱也要考虑营养的均衡，尽量多样化。

2. 月子期间应重点摄取的营养素

月子期间，新妈妈一方面要修复生产过程中产道的损伤，一方面要分泌乳汁，还要补足孕期可能出现的营养储备亏空，对各种营养素的需求水平是非常高的，几乎达到女性一生当中的最高水平。

适当增加蛋白质的摄入

在怀孕分娩的过程中，女性自身丢失的蛋白质较多；分娩后，如果哺乳，蛋白质也会随着奶水流失。所以月子里需要较多的蛋白质，一般哺乳妈妈每天比普通人要多摄入20克的蛋白质。

脂肪的补充也很重要

脂肪在新妈妈的膳食中也很重要。每日每千克体重需要摄取1克的脂肪。若少于1克时，乳汁中脂肪的含量就会降低，影响乳汁的分泌，进而影响新生儿的生长发育。

增加钙的摄入

月子里的新妈妈都需要补钙，因为妈妈本人和婴儿都需要钙。在通常情况下，哺乳期的新妈妈普遍都会发生骨密度低下的情况，为此，新妈妈每天最好补充1200毫克的钙。

适量补充含铁的食物

铁是血液中血红蛋白的主要构成成分。孕期胎儿需要吸收铁元素来满足自身的身体发育要求。在此过程中，孕妇会损失自身的一部分铁元素。在生产的时候，又会出现失血的情况，铁元素将进一步流失。因此，新妈妈需要补充大量的铁元素，以补给自身的亏空。多吃些含铁丰富的食物是不错的选择。

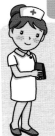

温馨提示：月子期补充营养过犹不及

很多新妈妈不停地吃鸡蛋、红糖，顿顿少不了鸡鸭鱼肉。这种做法并不科学，过量摄取营养，会使新妈妈的身体肥胖起来，严重者还会导致体内糖和脂肪代谢的失调，使糖尿病、冠心病等的发病率增高。所以新妈妈需要吸收营养，更需要正确地吸收所需的营养。

3. 月子期饮食方案：分阶段温和进补

月子里的饮食安排很有讲究，新妈妈需要根据身体恢复的状况，分阶段地摄取合理的食物。

产后第1周 ▶ 拒绝油腻，口味要清淡

不论是自然产还是剖宫产，新妈妈在刚刚生产完毕的最初几日里都会感觉身体虚弱、胃口较差。如果这时强行吃下油腻的"补食"，只会让食欲变差，并且不容易吸收"补食"。在产后第1周里，新妈妈可以吃些清淡的荤食，如瘦猪肉、瘦牛肉、鸡肉、鱼肉等，配上时鲜蔬菜一起炒，少油少盐，口味清淡，营养均衡。本阶段的重点是开胃。

产后第2周 ▶ 补血恢复身体

进入月子期的第2周，新妈妈的伤口基本上愈合了。排出了恶露，经过上1周的精心调理，胃口明显好转。这时可以尽量多吃补血的食物，调理气血，补足生产时的亏空。苹果、梨、香蕉等水果富含铁质，动物的内脏更富含多种维生素，是较好的维生素补充剂和补血剂。

产后第3～4周 ▶ 催奶好时机

宝宝长到半个月后，吃奶量比刚出生时多了不少，很多新妈妈开始担心自己分泌的母乳不够宝宝吃，这个时候就可以开始吃催奶食物了。汤类食品最适合用来催奶，这也是传统的补奶方法。现代科学证明，坚果中富含蛋白质、维生素和钙、铁、锌等矿物质，特别适合作为新妈妈的营养食品。将坚果粉碎后冲水喝，不用添加其他成分，就是很好的催奶食物。

产后第5～6周 ▶ 适当进补

新妈妈的身体此时已经渐渐恢复，此阶段的饮食主要以增强体质、滋补元气为主。可适当多吃一些富含蛋白质、维生素A、维生素C、钙、铁、锌、硒的食物，能有效增强体质。

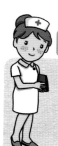

温馨提示：不要急于吃老母鸡

老母鸡肉中含有一定量的雌激素，产后马上吃，容易使新妈妈血液中的雌激素含量增加，从而抑制催乳素发挥作用，导致新妈妈乳汁不足，甚至回乳。此时最好选择用公鸡炖汤。

4. 体质不同，食补方案不同

不同体质的新妈妈，产后进补的方式也是不一样的。

◀ **中性体质**

可以食补与药补交叉进行，没什么特别的问题。如果补了之后口干、口苦或长痘，就停一下药补，可以吃些降火的蔬菜。

◀ **热性体质**

滋补的食品注意不要太热，可以吃些山药鸡、黑糯米、鱼汤等。蔬菜类可选丝瓜、冬瓜、莲藕等。汤类可以选择如木瓜、鱼尾煲花生汤、通草、北芪煲猪脚等。但不适合吃荔枝、龙眼等。

◀ **寒性体质**

可以食用一些温补的食物或药物，达到养血补气的目的，如麻油鸡、四物汤等。食用水果时不要吃寒凉的水果，而要吃些温热性质的水果，如荔枝、龙眼、苹果等。补充营养时不能太油。

5. 不同的季节，不同的饮食方案

新妈妈春季坐月子时要注意多喝水，当季的瓜果蔬菜，可以适当地吃一些。夏季天热难免胃口不佳，不必刻意强迫自己吃东西，不妨正餐少吃一点，在两餐之间加两顿餐。夏季坐月子时饮食一定要讲究质量，食物要少而精。秋季正是滋补的季节，除了进补一些汤水，还应当加入一些滋阴的食物，如银耳汤，以对抗秋燥。冬季月子期的饮食一定要"禁寒凉"，产后多虚多瘀，生冷寒凉食品不利于新妈妈的恢复。此时，新妈妈要吃水果，可以将之切块后用水稍煮一下，连渣带水一起吃，就可以避免寒凉。

6. 根据身体恢复情况进行食补

产后新妈妈要根据自身情况进行食补。恶露排出不畅、下腹隐痛的人，可以用益母草煲汤。如果没有这类情况，就不宜喝，以免出现产后出血增多或便秘等情况。如果家中有进补的食材，可将黄芪、党参、当归等补血补气的中药煲汤给新妈妈喝。但最好等恶露排出后或等恶露颜色不再鲜红时再补，否则会增加产后出血的机会。

7. 多吃汤类食物，利于哺乳

产后最初几天，新妈妈常常会感到口渴、食欲不佳，主要是产后胃液中盐酸的分泌减少、胃肠道的肌张力及蠕动能力减弱导致的。产后皮肤排泄功能变得极为旺盛，特别爱出汗，并且还增加了给宝宝哺乳的任务，因此，新妈妈在月子期中补充大量的水分就显得尤为重要。果汁、牛奶、汤等都是很好的选择。

8. 适量吃蔬菜、水果，预防便秘

新鲜蔬菜和水果中富含维生素、矿物质、果胶及足量的膳食纤维，海藻类还可提供适量的碘，这些食物既可增加食欲、防止便秘、促进乳汁分泌，还可为新妈妈提供必需的营养素。因此，产后应适当进食蔬果。吃蔬菜的时候尽量不要生吃，水果最好能加热后再吃，并且不要喝冰果汁。

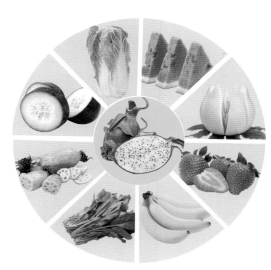

推荐蔬菜

大白菜
黄瓜
冬瓜
牛蒡
凉薯
莴笋
上海青
白萝卜
莲藕
菠菜
芹菜

推荐水果

西瓜
柚子
梨
山竹
葡萄柚
草莓
香蕉
哈密瓜
橘子
火龙果
苹果

9. 主食粗细搭配，营养更均衡

产后新妈妈身体虚弱，肠道消化能力也弱，除了要将食物做得软烂外，还要有营养、多样化。尤其是月子中的主食，新妈妈可以粗细搭配，让营养更均衡。比如，小米粥可开胃健脾、补血健脑、助安眠，适合产后食欲不振、失眠的新妈妈；大米能活血化瘀，可用于防治产后恶露不尽、瘀滞腹痛；糯米鸡蛋粥适用于产后体虚的新妈妈。主食多样化才能满足人体的各种营养需求，提高利用率，使营养的吸收更高效，进而达到强身健体的目的。

10. 产后应适当补充盐分

过去，在月子里吃的菜和汤里不能放盐，认为放盐就会没奶，这是不科学的。盐中含有钠，如果新妈妈限制钠的摄入，影响了体内电解质的平衡，就会使食欲受到影响，进而影响到乳汁的分泌，阻碍宝宝的身体发育。但值得注意的是，盐吃多了，也会加重肾脏的负担，对肾脏不利，还会使血压升高。因此，月子里的新妈妈不能过多地吃盐，但也不能完全"忌盐"，应该科学地补充盐分。

11. 饭前先喝汤更利于身体恢复

对于新妈妈来说，保证月子餐的食物种类很重要，但如何最大限度地吸收月子餐的营养更重要。因此，新妈妈在进食的时候，最好按照一定的顺序摄入食物，只有这样，营养才能更好地被人体消化吸收，更有利于身体的恢复。

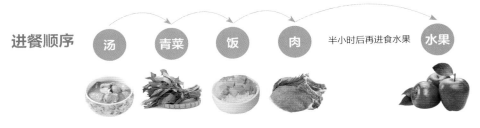

进餐顺序　汤　青菜　饭　肉　半小时后再进食水果　水果

饭后喝汤的最大问题在于汤冲淡食物消化所需要的胃酸，月子餐本来就吃的比平时多一点儿，更需要大量的胃酸，所以一定要注意喝汤的时间。月子餐最忌讳边吃饭边喝汤，或以汤泡饭，或吃过饭后，再来一大碗汤，这样会影响食物的正常消化。

另外，米饭、面食、肉食等淀粉及含蛋白质成分的食物需要在胃里停留 1～2 小时，甚至是更长的时间，所以建议在喝汤后再吃。

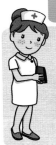

温馨提示：水果宜在餐后半小时吃

在各类食物中，水果的主要成分是果糖，果糖无须通过胃来消化，而是直接进入小肠就被吸收了。所以，如果新妈妈饭后马上吃水果，最大的害处就是会中断、阻碍体内的消化过程。最好等消化慢的淀粉、蛋白质消化得差不多了之后再吃水果。

12. 月子期间饮食禁忌全知道

月子期间有许多饮食禁忌，这也是月子饮食的一个重要方面，新妈妈只有充分了解了这些饮食禁忌，才能在月子期既吃得好，又吃得对！

产后不宜久喝红糖水

红糖水对于产后排出恶露具有很好的促进作用。因此，新妈妈可以根据恶露的排出情况适当地饮用红糖水：产后的前5天，一般是血性恶露排出的时间，这时就可以饮用适量的红糖水；当恶露变成黄色或白色的浆性恶露的时候，就应该停用了，否则，会使血性恶露的排出时间延长。尤其是夏季生产的新妈妈，红糖水更不宜多饮。因为红糖会加速汗液的排出，使身体更加虚弱，甚至导致中暑。

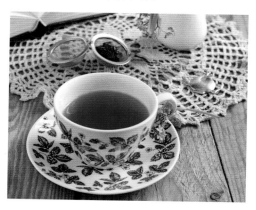

哺乳的新妈妈不宜喝茶

茶叶中的鞣酸会影响食物中铁元素的吸收，在这个急需补血的时期如果喝茶的话，很容易让新妈妈患缺铁性贫血。茶叶中大量的鞣酸还会抑制乳汁的分泌。另外，茶叶中的咖啡因也可能通过乳汁进入宝宝体内，影响他的神经系统和心脏。

产后不宜多吃腌制食品

蔬菜、肉类等食物经过长时间的腌制之后，其中的营养成分几乎被破坏殆尽，对新妈妈来说其所含的营养是不够的。另一方面，腌制食品为了保证成品后味道的鲜美和不腐败，会在制作过程中添加大量的盐分，而如果新妈妈大量摄入会加重水肿，甚至会导致产后高血压；盐分过高的腌制食品还会刺激新妈妈的肠道黏膜，严重的会导致胃溃疡。最后，腌菜中含有的亚硝酸盐会在胃酸的作用下转化成致癌物。

产后不宜吃巧克力

新妈妈每吃一种食物，都不能只贪图口舌之快，而是要考虑这种食物对宝宝有何影响。从巧克力的成分来看，它含有大量的可可碱。可可碱进入母体后，会随着母乳沉积在宝宝的体内，日积月累，会使宝宝处于一种兴奋的状态，损伤宝宝的神经系统和脆弱的心脏。

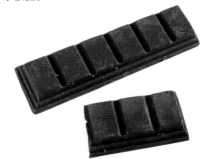

不宜用油炸的烹调方式

产后这一阶段新妈妈虽然可以不用再吃得像孕期那么清淡，但最好也不要食用油炸食物。这是因为，淀粉类的食物经过油炸之后会产生丙烯酰胺，而且温度越高，产生的丙烯酰胺就越多。丙烯酰胺对大脑的影响非常大，摄入量过多，会造成记忆力下降、反应迟钝等现象，不仅不利于新妈妈恢复，还会影响到宝宝的健康。

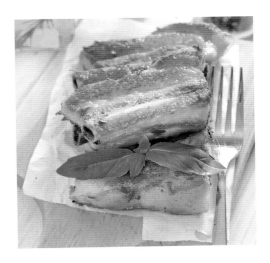

新妈妈不宜吃味精

味精的主要成分是谷氨酸钠，新妈妈摄入味精之后，其中的谷氨酸钠会随着乳汁进入宝宝体内，与宝宝血液中的锌发生特异性结合，生成一种不能被宝宝机体吸收的谷氨酸锌，谷氨酸锌会随尿液排出体外，从而导致宝宝缺锌。如果宝宝缺锌，味觉就会变差，自然食欲不振，而且还会造成智力发育迟缓、生长减慢、性晚熟等不良的影响。

新妈妈不宜吃麦乳精

麦乳精的主要成分是牛奶、鸡蛋、麦精，这对于新妈妈补充营养有一定的补益作用。但麦乳精的成分不只这么简单，它还含有麦芽糖和麦芽粉，新妈妈在摄入这种物质之后，会产生"回乳"现象，影响乳汁分泌。所以，新妈妈产后不宜吃麦乳精，可以直接用牛奶和鸡蛋来代替，或是喝一些口味甘甜的乳制品，这些都是新妈妈不错的滋补品。

产后不宜吃火锅

很多爱吃火锅的新妈妈在怀孕时为了腹中胎宝宝的健康，一般都能管住自己的嘴，可一旦生完宝宝，就觉得吃什么都只与自己有关，所以吃火锅无所谓了。其实不然，在月子期间，新妈妈本来就容易上火，吃火锅会让新妈妈更加上火，尤其是哺乳的新妈妈，会使乳汁变得油腻，宝宝吃了容易上火和腹泻。此外，吃火锅时，吃的东西比较杂，很容易引起肠胃不适。另外，火锅里面有大蒜、大葱、辣椒等，而这些新妈妈也应该少吃。

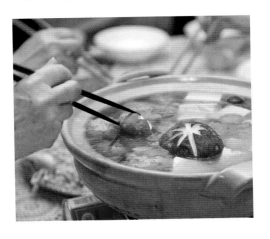

13. 月子餐常用食材推荐

月子期间的饮食最好能够丰富多样、营养均衡，不同的食材可以起到催乳、补血、补气等不同的功效，下面就推荐一些食材供新妈妈选择。

猪蹄 ▼

猪蹄富含胶原蛋白，是产后新妈妈的催乳佳品。猪蹄可促进毛发、指甲生长，加速新陈代谢。猪蹄还对中枢神经有镇静作用，能有效改善睡眠。

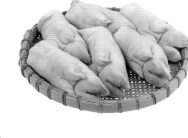

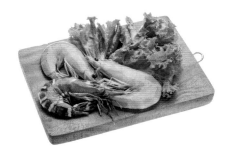

虾 ▼

虾肉质松软、易消化，对身体虚弱的新妈妈来说是极好的食物。虾的通乳作用较强，虾中还富含磷、钙，可改善产后乳汁分泌较少、胃口较差等情况。

鲫鱼 ▼

鲫鱼有健脾利湿、中和开胃、活血通络、温中下气的功效，对产后脾胃虚弱的新妈妈有很好的滋补食疗作用。鲫鱼对新妈妈皮肤的恢复也有很好的帮助。

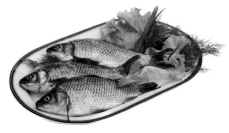

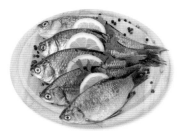

鲤鱼 ▼

鲤鱼可利水消肿、通乳下奶，对乳汁不通、乳汁偏少的新妈妈很有益处。另外，鲤鱼还能促进新妈妈子宫收缩，以便更快地排出恶露。

牛奶 ▼

牛奶含钙丰富，新妈妈适当喝牛奶有助于保持母乳中钙含量的相对稳定。另外，睡前喝1杯温热的牛奶，对改善新妈妈产后失眠的症状特别有效。

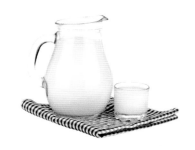

木瓜 ▼

木瓜有催乳丰胸的作用，其所含的木瓜蛋白酶有助于消化蛋白质和糖类，并起到分解脂肪、促进新陈代谢的作用。木瓜中含有的维生素 C 和 β - 胡萝卜素还可以帮助机体修复组织。

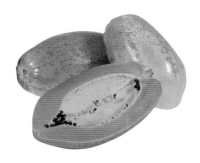

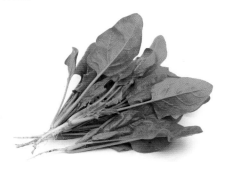

红枣 ▼

红枣是补血、补气、补虚的营养佳品，有益气养肾、补血养颜、补肝降压、治虚劳损的功效。红枣中富含钙和铁，对防治产后骨质疏松、贫血有重要的作用。

菠菜 ▼

菠菜可补血止血、利五脏、通血脉、止渴润肠、滋阴平肝。菠菜中所含的膳食纤维能促进肠道蠕动，利于排便，且能促进胰腺分泌，帮助排出体内毒素，对缓解便秘和痔疮等产后不适有很好的功效。

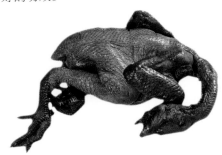

乌鸡 ▼

与一般的鸡肉相比，乌鸡的营养价值更高，其享有"药鸡"之美称。乌鸡富含的黑色素，有滋阴、补肾、养血、益肝、退热、补气的作用，能调节人体免疫功能和抗衰老。

山药 ▼

山药有"小人参"之称，有健脾胃、补肺肾、补中益气、补虚、固肾益精、益心安神的作用。山药还可促进消化，其含有的铜离子与结缔组织对血管系统疾病有明显的疗效。

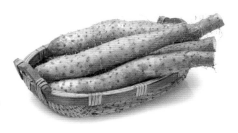

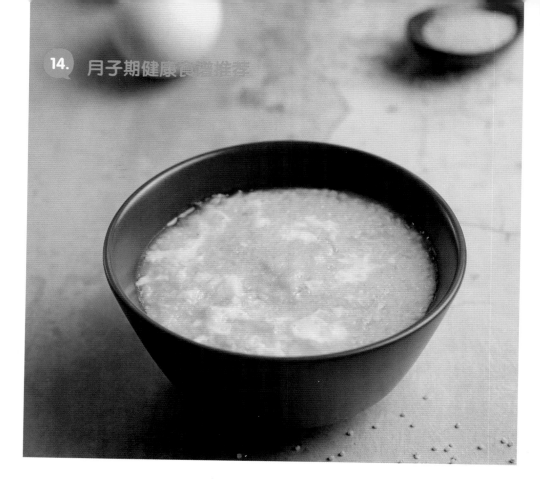

小米鸡蛋粥

材料 小米 300 克，鸡蛋 40 克
调料 盐、食用油各少许

营养功效

小米具有滋阴养血的功效，可以使新妈妈虚寒的体质得到调养，帮助其恢复体力、增强体质，若搭配鸡蛋食用，则滋补效果更佳。

做法

1 砂锅中注入适量清水，大火烧热。

2 倒入备好的小米，搅拌片刻。

3 盖上锅盖，烧开后转小火煮20分钟至熟软。

4 掀开锅盖，加入少许盐、食用油，搅匀调味。

5 打入鸡蛋，小火煮2分钟。

6 关火，将煮好的粥盛出，装入碗中即可。

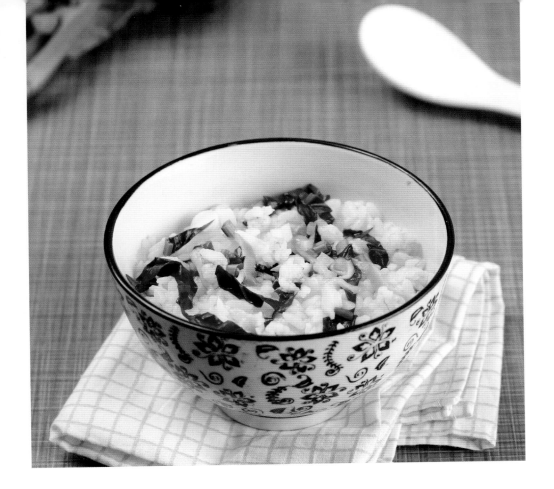

虾仁汤饭

材料 白萝卜 180 克，秀珍菇 55 克，菠菜 35 克，虾仁 50 克，稀饭 90 克

营养功效

白萝卜能促进胃肠蠕动、增加食欲、帮助消化，还富含维生素 C 和微量元素锌，与秀珍菇、菠菜、虾仁等食材搭配，能提高抗病能力、增强体质。

做法

1 洗净的菠菜切碎；洗好去皮的白萝卜切成薄片，再切成细丝，改切成粒。

2 洗净的秀珍菇切成碎末；洗好的虾仁切片，剁成泥状，备用。

3 砂锅中注入适量清水烧热，倒入备好的白萝卜、秀珍菇、虾仁、稀饭、菠菜，搅拌匀。

4 盖上盖，煮开后用小火煮约 20 分钟至食材熟透。

5 揭开盖，搅拌均匀。

6 关火后盛出煮好的汤饭即可。

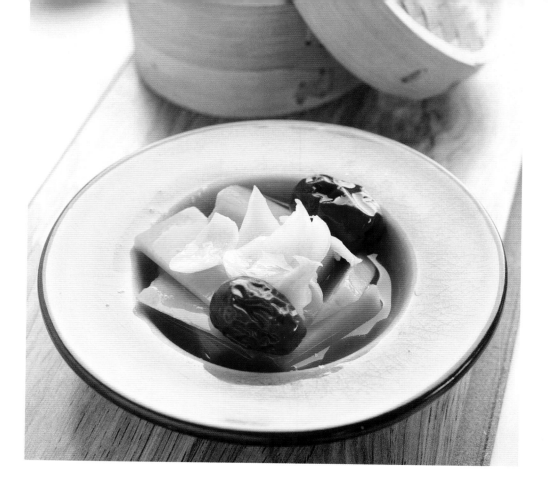

百合蒸南瓜

材料 南瓜 200 克，鲜百合 70 克，红枣 2 颗

调料 水淀粉 4 毫升，食用油适量，冰糖 30 克

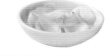

营养功效

本品可以促进新妈妈的肠胃蠕动，蒸熟的南瓜更利于营养吸收、帮助消化，具有补中益气和补血的功效，对食欲不佳的新妈妈有调理作用。

做法

1 将洗净去皮的南瓜切条，再切成块，整齐地摆入盘中。

2 在南瓜上摆上冰糖、百合，旁边摆上红枣，待用。

3 在蒸锅中注水并烧开，放入南瓜盘，盖上锅盖，大火蒸 25 分钟至熟软。

4 掀开锅盖，将南瓜盘取出。

5 另取一锅，倒入糖水，加入水淀粉，搅拌均匀，淋入食用油，调成糖汁。

6 将调好的糖汁浇在南瓜盘上即可。

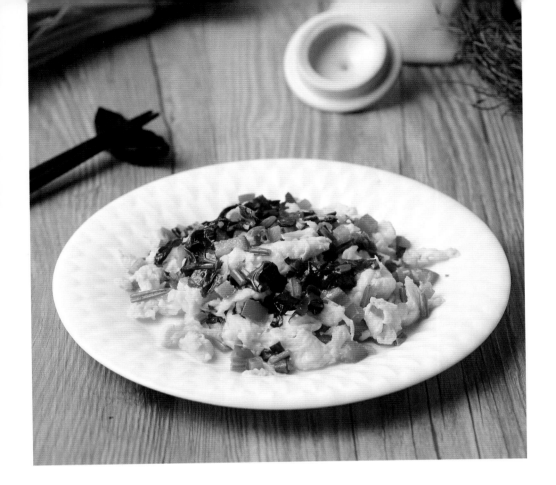

菠菜炒鸡蛋

材料 菠菜 65 克，鸡蛋 2 个，彩椒 10 克

调料 盐、鸡粉各 2 克，食用油适量

 营养功效

菠菜含有丰富的膳食纤维和铁，膳食纤维有促进肠道蠕动的作用，搭配鸡蛋同食，营养更全面，能帮助新妈妈排便。

做 法

1 将洗净的彩椒切开，去籽，切条形，再切成丁。

2 将洗好的菠菜切成粒。

3 将鸡蛋打入碗中，加入适量盐、鸡粉，搅匀打散，制成蛋液，待用。

4 用油起锅，倒入蛋液，翻炒均匀，加入彩椒，翻炒匀。

5 倒入菠菜粒，炒至食材熟软。

6 关火后盛出炒好的菜肴，装入盘中即可。

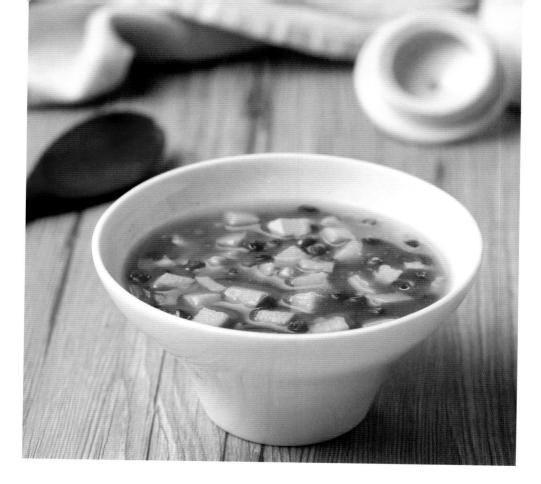

红豆山药羹

材料 水发红豆150克，山药200克
调料 白糖、水淀粉各适量

 营养功效

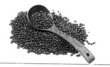

红豆含有蛋白质、B族维生素、铁、磷等营养成分，搭配富含淀粉的山药，给产后新妈妈食用，可起到益气补血、强肌健体、健脾养胃的作用。

做法

1 将洗净去皮的山药切粗片，再切成条，改切成丁，备用。

2 在砂锅中注入适量清水，倒入洗净的红豆。

3 盖上盖，用大火煮开后转小火煮40分钟。

4 揭开盖，放入山药丁。

5 盖上盖，用小火续煮20分钟至食材熟透。

6 揭开盖，加入白糖、水淀粉，拌匀。

7 关火后盛出煮好的山药羹，装入碗中即可。

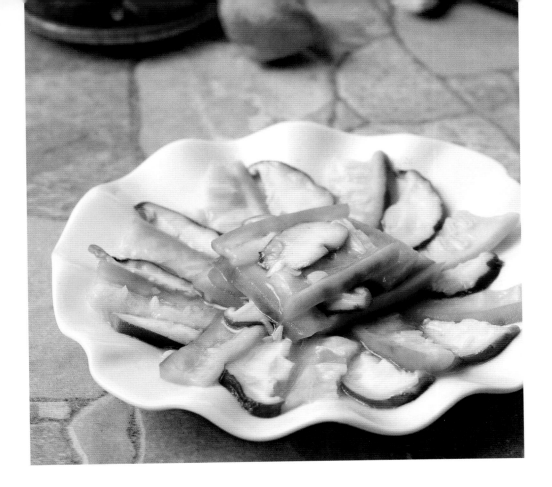

鲜香菇烩丝瓜

材料 丝瓜 250 克，香菇 15 克，姜片少许

调料 盐 1 克，水淀粉、芝麻油各 5 毫升，食用油适量

🍲 **营养功效**

香菇含有多种氨基酸、香菇多糖，丝瓜含有植物黏液、维生素 C、胡萝卜素等营养成分，二者搭配食用，不仅能增强新妈妈的免疫力，还能润肤美白。

做法

1. 将洗净的丝瓜切成两段，去皮，每段再对半切开，斜刀切成小段，改刀切片。

2. 将备好的姜片切粒；将洗好的香菇去柄，切片。

3. 在沸水锅中倒入切好的香菇片、丝瓜片，烫约 1 分钟至食材断生，捞出，沥干，装盘待用。

4. 用油起锅，放入切好的姜粒，爆香，倒入余好的香菇片和丝瓜片，翻炒数下。

5. 注入清水至没过锅底，搅匀，加入盐，拌匀调味。

6. 用水淀粉勾芡，淋入芝麻油，炒匀提香，盛出即可。

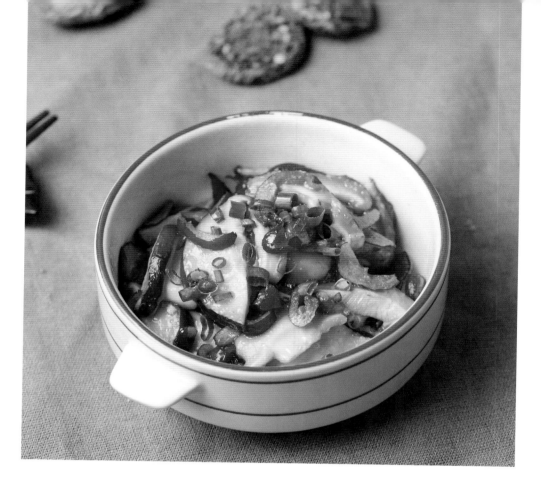

香菇蒸红枣

材料 鲜香菇60克，红枣20克，葱花少许

调料 盐、鸡粉各少许，生抽3毫升，生粉4克，芝麻油、食用油各适量

营养功效

香菇是一种高蛋白、低脂肪的食品，新妈妈食用可满足身体对蛋白质的需求，且不会长胖。

做法

1. 将洗净的香菇切成小块；将洗好的红枣去核，取果肉，切成丝。

2. 将切好的香菇装入碗中，加入适量的盐、鸡粉、生抽，放入切好的红枣，加入生粉、食用油、芝麻油，搅拌均匀至入味，装入盘中。

3. 将盘子转到烧开的蒸锅中，盖上锅盖，用大火蒸5分钟。

4. 揭盖，把盘子取出，再撒上少许葱花即可。

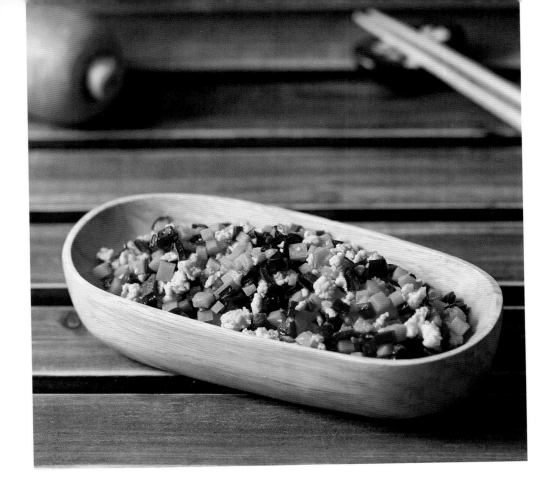

肉末木耳

材料 肉末70克，水发木耳35克，胡萝卜40克

调料 盐少许，生抽、高汤、食用油各适量

 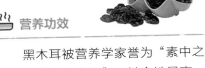 营养功效

黑木耳被营养学家誉为"素中之荤"和"素中之王"，其含铁量高，是补血的明星食材，新妈妈食用可补充因分娩流失的血液，预防产后贫血。

做法

1 将洗净的胡萝卜切片，再切成丝，改切成粒。

2 把水发木耳切丝，改切成粒。

3 用油起锅，倒入肉末，搅松散，炒至转色，淋入少许生抽，拌炒香。

4 倒入胡萝卜、木耳，炒香，倒入适量的高汤，拌炒匀。

5 加入适量的盐，将锅中的食材炒匀调味。

6 把炒好的材料盛出，装入碗中即可。

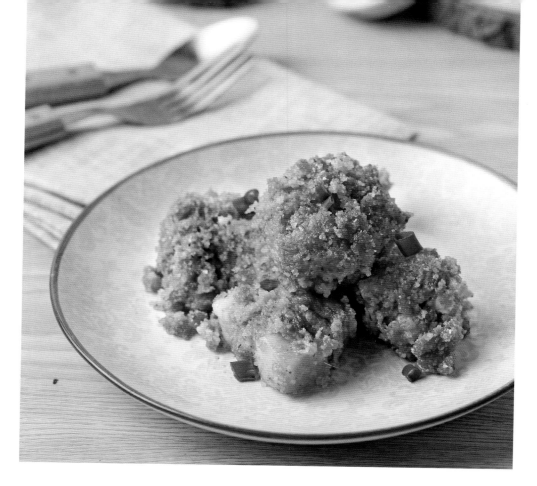

粉蒸排骨

材料 排骨 600 克，姜片、蒜末、
葱花各少许

调料 蒸肉粉 20 克，鸡粉 2 克，
食用油适量

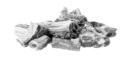

 营养功效

　　排骨含有蛋白质、骨胶原蛋白、
骨黏蛋白等成分，新妈妈常食，能补
充骨胶原，增强骨髓的造血功能。

做法

1 将洗净的排骨斩块，装入碗中，再放入少许
　姜片、蒜末，加入适量蒸肉粉，抓匀。

2 放入少许鸡粉、食用油，抓匀，将排骨装入
　盘中备用。

3 把装有排骨的盘放入蒸锅。

4 盖上锅盖，小火蒸约 20 分钟。

5 揭开锅盖，把排骨盘取出。

6 撒上葱花，浇上少许熟油即可。

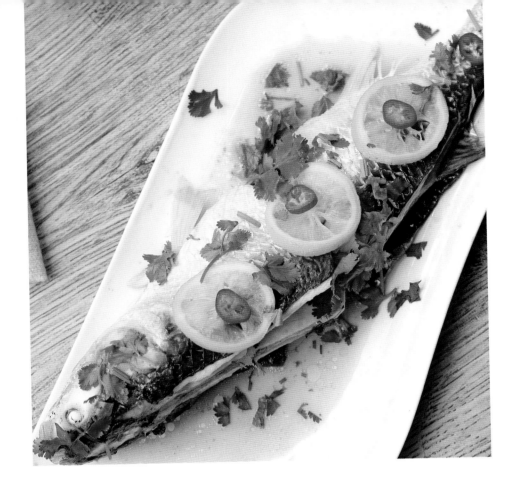

柠香鲈鱼

材料 鲈鱼 350 克，柠檬 45 克，彩椒 20 克，姜片、葱各少许

调料 盐 3 克

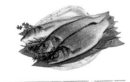

🍲 营养功效

　　鲈鱼含有蛋白质、维生素 A、B 族维生素、钙、镁、锌、硒等营养成分，新妈妈食用，能调理脾胃、促进产后恢复。

做法

1 把柠檬切开，将柠檬汁挤入碗中；取部分洗净的葱切成细丝。

2 将洗好的彩椒去籽，切丝；将处理干净的鲈鱼切上花刀，放入蒸盘，加盐抹匀。

3 将姜片、葱丝塞入鱼腹中，淋上少许柠檬汁，腌渍 10 分钟，至其入味，备用。

4 将蒸锅上火烧开，放入蒸盘。

5 盖上锅盖，用中火蒸约 15 分钟至熟。

6 揭开锅盖，取出蒸盘，取出鱼腹中的姜片和葱丝，点缀上葱丝、彩椒丝即可。

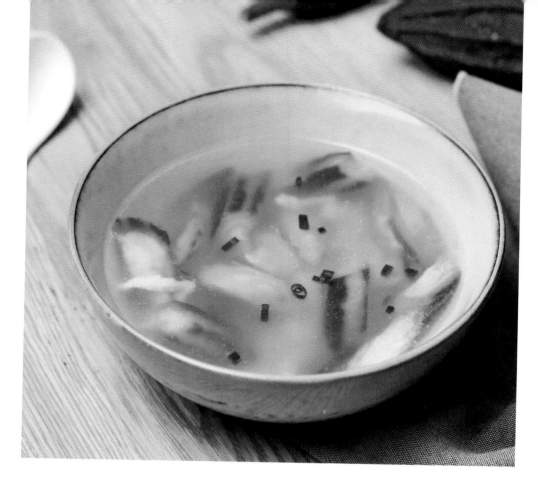

鸡肉丝瓜汤

材料　鸡胸肉 85 克，丝瓜 120 克，姜片、葱花各少许

调料　盐、鸡粉各 3 克，胡椒粉、水淀粉、芝麻油、食用油各适量

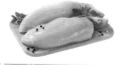

 营养功效

　　丝瓜含有类黄酮，对细菌和病毒感染有一定的预防作用，搭配鸡肉，还可以稳定新妈妈的血压。

做法

1　将洗净的丝瓜去皮，对半切开，再切成小块。

2　将洗好的鸡胸肉切片，改切成丝，装入碗中，加入少许盐、鸡粉、水淀粉，抓匀，注入适量食用油，腌渍 10 分钟。

3　在锅中注入适量清水烧开，加入少许食用油，放入姜片、丝瓜块。

4　加入适量盐、鸡粉、胡椒粉，拌匀煮沸。

5　倒入鸡肉丝，搅散，煮约 1 分钟至食材熟透。

6　淋入芝麻油，拌匀煮沸。

7　将煮好的汤盛出，装入碗中，再撒上葱花即成。

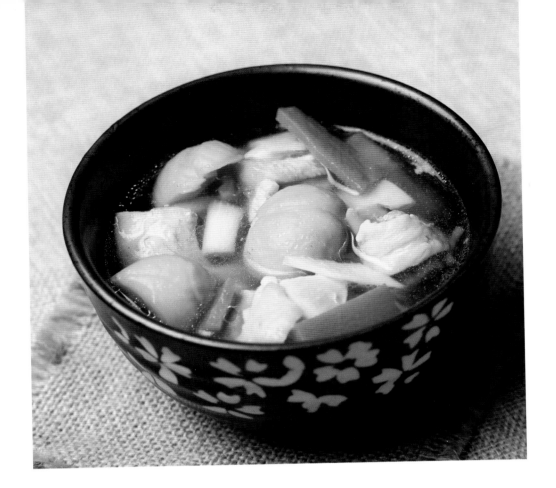

板栗土鸡汤

材料 土鸡300克，板栗肉80克，胡萝卜、姜片、葱段各少许

调料 盐、白糖、料酒、胡椒粉各适量

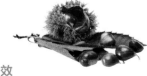

营养功效

  土鸡肉所含的优质蛋白质可修复新妈妈身体的局部损伤，也是促进新妈妈乳汁分泌的重要营养素。

做法

1 将土鸡洗净，切块；将胡萝卜去皮洗净，切片。

2 在锅中注入适量清水烧开，倒入土鸡块，煮约3分钟，用漏勺捞出，沥干水分，装盘待用。

3 在锅中注入适量清水烧热，倒入氽过水的土鸡块、姜片、板栗肉。

4 盖上锅盖，用大火烧开，小火炖1小时至熟透。

5 揭开锅盖，加入盐、白糖、料酒调味。

6 倒入胡萝卜片，撒入胡椒粉，续煮至入味。

7 撒入葱段，拌匀，关火后盛出煮好的汤料即可。

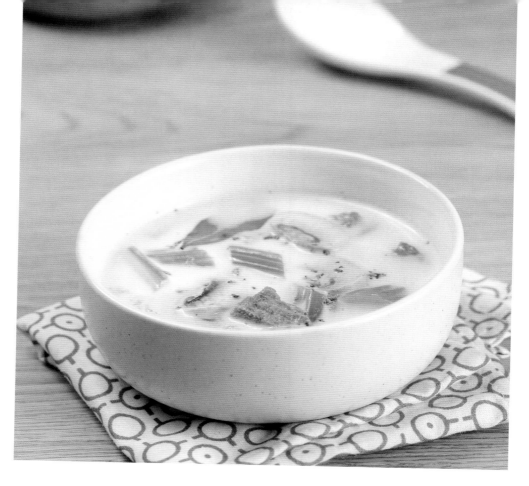

牛奶炖牛肉

材料 牛肉块 110 克,西芹块 40 克,面粉 20 克,口蘑片 60 克,牛奶 70 毫升,鼠尾草碎 10 克,香叶 2 片

调料 盐、鸡粉各 3 克,橄榄油适量

营养功效

　　牛肉含有丰富的蛋白质、铁等营养成分,能有效地补充人体能量,具有补中益气、强健筋骨等功效,有助于新妈妈的身体恢复。

做法

1. 热锅注入适量的橄榄油,倒入西芹块、牛肉,炒匀。

2. 倒入香叶、口蘑、炒匀,加入面粉,注入适量清水。

3. 撒上盐、鸡粉,拌匀入味。

4. 注入牛奶,拌匀。

5. 盖上锅盖,用大火煮开,转小火炖 30 分钟。

6. 揭开锅盖,将炖好的菜肴盛入碗中,撒上鼠尾草碎即可。

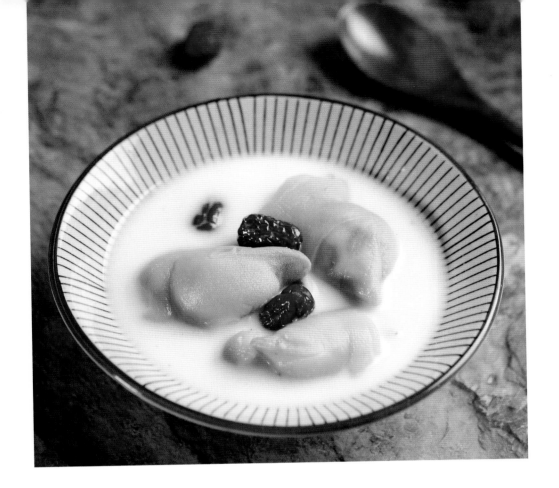

鲜奶猪蹄汤

材料 猪蹄 200 克，红枣 10 克，牛奶 80 毫升，高汤适量

调料 料酒 5 毫升

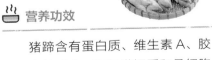

 营养功效

　　猪蹄含有蛋白质、维生素 A、胶原蛋白等成分，有促进钙质和骨细胞结合、缓解焦虑、催乳、美容等功效，新妈妈经常食用可达到多重保健功效。

做法

1 在锅中注水烧开，放入洗净切好的猪蹄，煮约 5 分钟，汆去血水。

2 加少许料酒，去腥提味，捞出煮好的猪蹄，过冷水，待用。

3 在砂锅注入高汤烧开，放入猪蹄和红枣，拌匀。

4 盖上锅盖，用大火煮约 15 分钟，转小火煮约 1 小时，至食材软烂。

5 打开锅盖，倒入牛奶，拌匀，煮至汤水沸腾。

6 关火后盛出煮好的汤料，装入碗中即可。

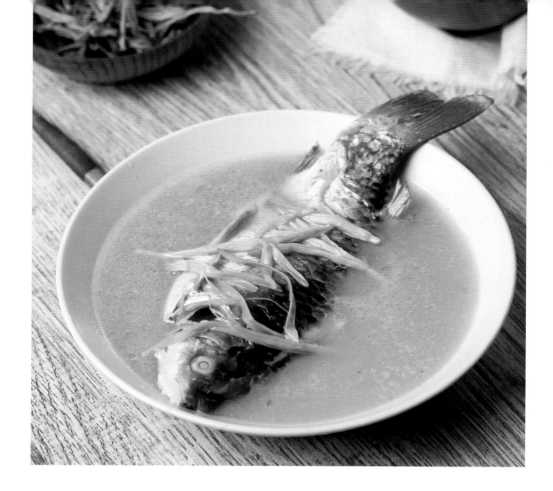

黄花菜鲫鱼汤

材料 鲫鱼350克，水发黄花菜170克，姜片、葱花各少许

调料 盐3克，鸡粉2克，料酒10毫升，胡椒粉少许，食用油适量

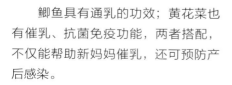

营养功效

鲫鱼具有通乳的功效；黄花菜也有催乳、抗菌免疫功能，两者搭配，不仅能帮助新妈妈催乳，还可预防产后感染。

做法

1 锅中注入适量食用油烧热，加入姜片，爆香。

2 放入处理干净的鲫鱼，煎出焦香味，把煎好的鲫鱼盛出，待用。

3 锅中倒入适量开水，放入煎好的鲫鱼。

4 淋入少许料酒，加入适量盐、鸡粉、胡椒粉。

5 倒入洗好的黄花菜，搅拌均匀。

6 盖上锅盖，用中火煮3分钟。

7 揭开锅盖，把煮好的鱼汤盛出，装入汤碗中，撒上葱花即可。

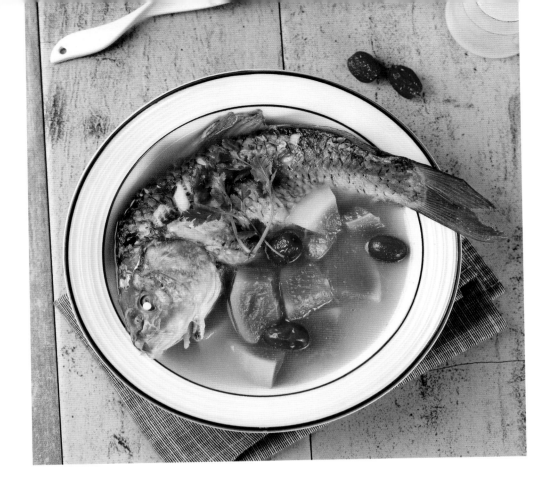

木瓜鲤鱼汤

材料 鲤鱼800克,木瓜200克,
红枣8克,香菜少许

调料 盐、鸡粉各1克,食用油
适量

🍲 营养功效

　　木瓜中的凝乳酶有通乳作用,而
鲤鱼也是常用的通乳食材,新妈妈食
用可促进乳汁分泌。

做法

1　将洗净的木瓜削皮,去籽,切条,改切成块;
将洗好的香菜切大段。

2　热锅注油,放入处理干净的鲤鱼,煎2分钟
至表皮微黄。

3　关火后将煎好的鲤鱼盛出,装盘待用。

4　在砂锅中注水,放入煎好的鲤鱼,倒入切好
的木瓜、红枣,拌匀。

5　盖上锅盖,用大火煮30分钟至汤汁变白。

6　揭开锅盖,倒入切好的香菜,
加入盐、鸡粉,稍微搅拌至入味。

7　关火后盛出煮好的鲤鱼汤,装
碗即可。

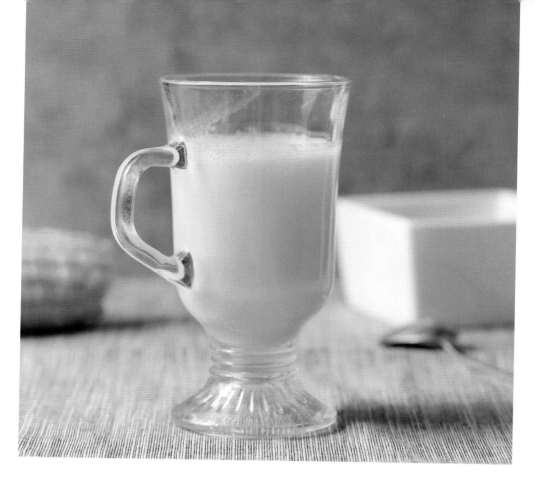

蜂蜜玉米汁

材料 鲜玉米粒100克

调料 蜂蜜15克

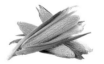

营养功效

　　玉米有健脾益胃的功效，搭配蜂蜜制成汁，对于因脾胃不合而引起的睡眠质量下降有一定的改善作用，产后失眠的新妈妈可以经常饮用。

做 法

1　取榨汁机，选择组好搅拌刀座组合，将洗净的玉米粒装入搅拌杯中。

2　加入适量的纯净水。

3　盖上盖子，选择"榨汁"功能键，榨取玉米汁。

4　揭开盖子，将榨好的玉米汁倒入锅中。

5　盖上锅盖，用大火加热，煮至沸腾。

6　揭开锅盖，加入适量蜂蜜。

7　略微搅拌，使玉米汁味道均匀。

8　盛出煮好的玉米汁，装入杯中，放凉即可饮用。

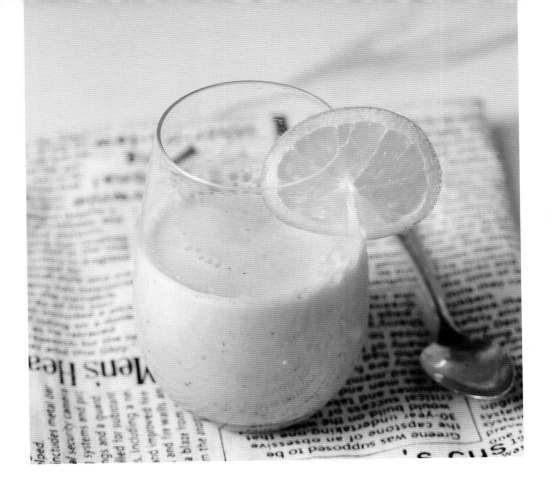

猕猴桃橙奶

材料 橙子肉 80 克，猕猴桃 50 克，
牛奶 150 毫升

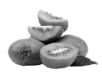

 营养功效

　　橙子含有丰富的维生素 C、维生素
P，能增强机体抵抗力。此外，其所含
的纤维素和果胶可促进肠道蠕动。新妈
妈食用橙子有利于清肠通便，排出体内
的有害物质，还能加快伤口的恢复。

做 法

1 将去皮洗净的猕猴桃切片，再切条，改切
　成丁。

2 将去皮的橙子肉切成小块。

3 取榨汁机，选搅拌刀座组合，在搅拌杯中倒
　入切好的橙子、猕猴桃。

4 再倒入适量的牛奶，盖上盖子。

5 选择"搅拌"功能，将杯中的食材榨成汁。

6 把榨好的汁倒入碗中即可。

六、月子期瘦身与保养

月子期是黄金修复期,做好瘦身和保养,有助于新妈妈产后快速恢复形体与健康。不过,产后恢复也不能操之过急,把握月子期的瘦身要点,在医生的指导下科学运动,根据自己的体质进行身体保养,是每一位爱美辣妈的必修功课。

1. 运动是产后瘦身的法宝

产后运动可以促进血液循环、增加热量消耗,使新妈妈尽早地恢复生育前原有的体态美,适度运动还能有效地预防产后月子病的发生。

但由于妊娠分娩的特殊性,产后运动又需要格外注意:运动时间不可过长,运动量不能太大,应根据身体的恢复情况循序渐进地进行。对于新妈妈的产后恢复情况医生最了解,所以开始产后运动前需要咨询医生,看新妈妈是否适合做运动、适合做什么运动、什么时间适合做运动等,让医生帮助新妈妈制定一个产后运动计划。自然产妈妈在产后第1天就可以适当地活动手脚或下床走动,剖宫产妈妈通常要等到产后2周后才可以做一些简单的运动,此后再根据身体的恢复情况逐渐增加运动量,千万不可操之过急。运动形式可以选择散步、快步走、保健操、瑜伽等。

温馨提示：产后新妈妈不宜运动的情况

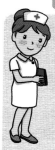

产后运动能帮助新妈妈恢复体质,但如果新妈妈在月子期出现以下情况,就要暂缓运动。

◆在分娩之后,产妇的体质虚弱,身体还伴有发热的情况。

◆患有产后贫血以及其他产后不适。

◆在产褥期患有并发感染。

◆产后血压处于升高的趋势,偶尔还会有头晕、眼花以及耳鸣的症状。

◆产后会阴撕裂严重或者是会阴侧切手术的伤口没有痊愈。

◆进行剖宫产之后伤口没有痊愈。

◆患有严重的心、肝、肾疾病。

2. 月子期运动慢慢来，忌过早瘦身

一些新妈妈由于担心在怀孕期间增加的体重、脂肪与松弛的皮肤无法恢复，所以在月子期间就随意减重，其实这是不正确的。在怀孕期间增加的脂肪，是产褥期妈妈身体恢复与哺乳时的必需品，任意减重很容易导致新妈妈产后恢复不佳，形成月子病，宝宝的营养和健康状况也会受到影响。产后系统的瘦身运动最好在产后两三个月至半年内进行，此前可以根据身体的恢复情况做一些基础活动和简单的运动，并保持良好的饮食习惯，这样体态就会慢慢恢复了。

3. 营养搭配运动，瘦身更容易

坚持适度的运动，再配以合理的饮食，新妈妈的产后瘦身会更容易。但需要注意的是，不能节食减肥，尤其是在月子期。新妈妈一定要注重把握饮食的质与量，营养摄入要均衡、合理，多吃蔬菜、水果、豆类、鱼类等富含维生素、矿物质和优质蛋白质的食物，并注意荤素搭配、粗细搭配。再加上坚持哺乳，做一些简单的家务与运动，体重自然会慢慢恢复。如果盲目地节食减肥，营养跟不上，不仅自己的身体很难恢复到产前的健康水平，宝宝的"粮仓"也会出现"危机"，母婴健康都会遭受不利的影响。

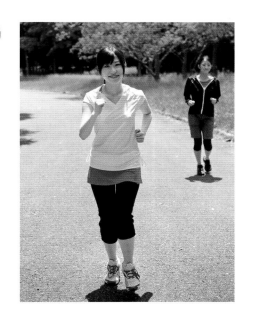

4. 坚持哺乳，在不经意中瘦下来

母乳喂养不仅有利于宝宝的健康成长，更有利于新妈妈的身体恢复。在分娩前，新妈妈的体内会积存许多热量，而产后乳汁的大量分泌可以消耗之前体内积存的热量，有助于新妈妈瘦下来，并能降低产后乳腺癌、卵巢癌的发生概率。有些新妈妈担心因为哺乳会大量进食，增加热量的摄取，导致身材发胖，影响身材的恢复。其实，在哺乳期，新妈妈即使多摄取一些汤汤水水，体重也不会增加多少。新妈妈产后如果不哺乳，体内的热量散发不出去，反而容易发胖。

5. 自然产妈妈月子期运动计划

月子期间进行适量的运动不仅有利于新妈妈产后身体的恢复，而且还为 6 周后的瘦身运动打好了基础。自然产的新妈妈如果产后身体恢复良好，完全可以在获得充足的休息之后下床走动。自然产妈妈随着身体的恢复，可以逐渐加大运动量、增加运动强度。

分娩后第 2 天可以下地的新妈妈此时可以进行适当的活动，这有助于产后早日恢复。下面推荐几个简单的运动。

运动推荐

屈伸手指

从大拇指开始，依次握起其余四指，再从小指依次展开。双手展开、握起，再展开、握起，反复进行。

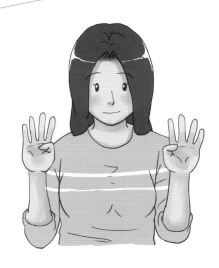

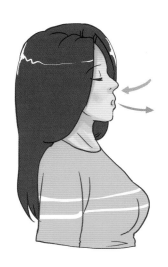

深呼吸

用鼻子缓缓地深吸一口气，再从口中慢慢地吐出来。

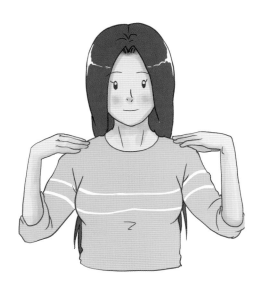

转肩运动

屈双手手臂，手指触肩，肘部向外侧翻转。坚持 3 ～ 5 秒后，再向相反方向转动。

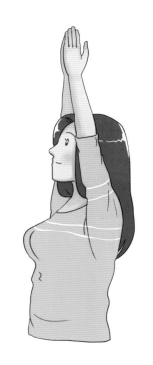

背、腕伸展运动

两手水平前伸，双手合十，缓慢向上伸展，使两臂紧贴耳朵，两手掌压紧，保持 5 秒钟，放松还原；两手水平前伸，十指交叉相握，转动前臂，使掌心向外同样向上伸展，保持 5 秒钟，放松还原。

温馨提示

如果新妈妈在分娩后6～8个小时即可下床，此时也可以做一做这些简单的运动，但一定要量力而行，下床时间不要太长。

产后适当的运动可以预防或减轻因分娩造成的身体不适及器官功能失调，还可以帮助新妈妈恢复以往健美的体形。下面介绍一套产后健美瘦身操，自然产新妈妈可以从第 7 天开始练习，会阴有侧切的新妈妈可在产后 15 天开始练习。

运动推荐

上肢运动

仰卧，两手臂左右平伸上举至胸前，两掌合拢，然后保持手臂伸直放回身体两侧，每日做 2 遍。

胸部运动

仰卧，双手平放在身体两侧，将双手臂上举至胸前，再向身体两侧伸直平放，然后向头部上方伸直，双手掌心合并，保持 3 秒后，手臂还原至体侧，重复做 5 ～ 10 次。

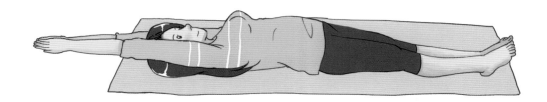

大腿运动

　　仰卧，两腿伸直，慢慢抬起右腿，使右腿与身体垂直，保持 2 秒，放下右腿；缓慢抬起左腿至与身体垂直，保持 2 秒，放下左腿。每日做 2 遍。待一段时间后，可以将双下肢同时举起进行练习。

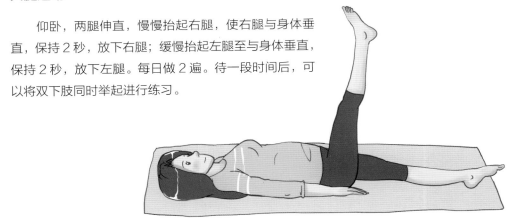

腰部运动

　　仰卧，两手臂齐肩平放，掌心贴地，屈双膝，使大腿贴近腹部，然后左右反复地扭摆腰肢，扭摆前先吸气，随着转动再呼气。

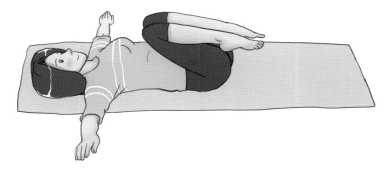

提臀运动

　　仰卧，把左腿弯曲，脚跟触及臀部，大腿靠近腹部，伸直左腿，然后放下；换右腿进行相同的动作。每日做 2 遍。

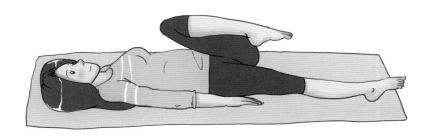

会阴收缩运动

　　仰卧,将双膝弯曲,脚掌着地,两膝分开,吸气,并拢双膝并缩紧会阴和肛门周边的肌肉,闭气2～3秒之后,慢慢吐气,这样来回重复5次即可。

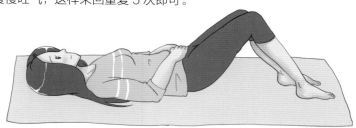

半仰卧起坐运动

　　仰卧,双膝弯曲, 双手抱在头后,深吸一口气, 然后呼气的同时收缩腹肌,抬起头部和双肩,后背下部仍然平放在垫子上。再慢慢躺下。重复5～10次,待体力增强可增至每天20次。

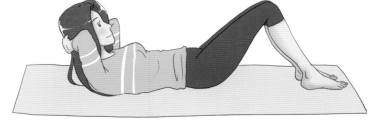

小腿运动

　　将双腿并拢站好,双手放于脑后,弯曲左腿,右腿向外伸直,脚尖点地。左右腿交替进行,各5次。

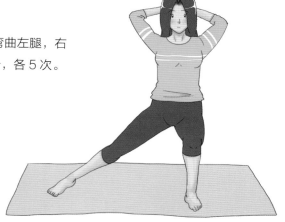

温馨提示

　　新妈妈可以根据自己的身体情况,逐渐增加运动量和运动强度,以感觉身体舒适为度。

瑜伽是一种有益身心的运动，自然产妈妈如无侧切、身体恢复良好，产后15 天就可以开始学习产后瑜伽操，这不仅有助于身体的康复，也能让体形变得更优美。

瑜伽推荐

简易轮式

仰卧，做深呼吸，吸气，双膝弯曲，双手抓住双脚，呼气，臀部慢慢向上推高，推到极限，同时将肛门、臀部肌肉缩紧，停留数秒做深呼吸；还原，调息。

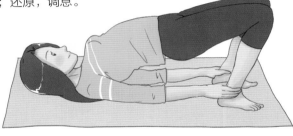

猫伸展式

取跪姿，坐在脚跟上，伸直背部，抬起臀部，两手放在地上，两臂伸直，垂直于地面，吸气，抬头，收缩背部肌肉，保持 5 秒钟；呼气，垂下头，拱起脊柱，再保持 5 秒钟；还原，调息。

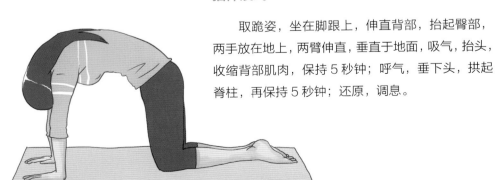

6. 剖宫产妈妈月子期运动计划

剖宫产的新妈妈在选择产后运动项目时，应考虑术后的身体状况，虽然其产后运动项目与自然分娩者相差不大，但产后运动的强度和时间应与自然分娩者不同。

由于是剖宫产，所以新妈妈在产后 2 周内都不能进行运动，以免影响伤口的恢复。产后 2 周后可以做一些简单的运动，帮助新妈妈增强腹肌和盆底肌肉的力量。锻炼时应循序渐进，不可操之过急，以免将刚愈合的腹部伤口撕裂。

运动推荐

胸式呼吸

仰卧，双手放在胸前，慢慢吸气、呼气。每次 10 遍，每日 3 次。

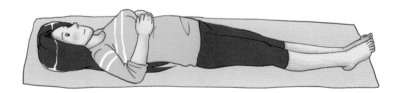

腹式呼吸

仰卧，双手放在腹部，吸气至下腹部凸起，然后呼气至下腹凹下，如此做深呼吸。每次 10 遍，每日 3 次。

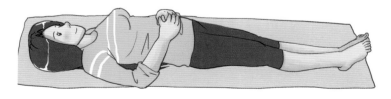

抬头运动

吸气，慢慢抬头，静止一会儿，呼气，慢慢放下。不要使膝盖弯曲。每次 10 遍，每日 3 次。

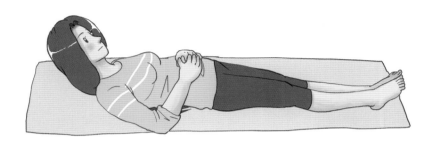

踝部运动

脚趾做伸屈运动，然后脚踝左右交替转动。每次 10 遍，每日 3 次。

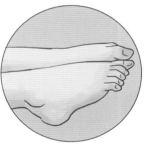

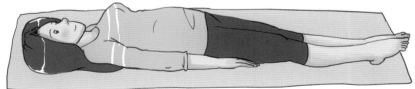

温馨提示

剖宫产妈妈在月子期只能通过简单的运动来提高身体机能，经过月子期的恢复后才能进行产后瘦身运动，切不可操之过急。

7. 产后新妈妈可能出现的皮肤问题

新妈妈生完宝宝后会发现自己的皮肤有所改变，这让爱美的新妈妈感到十分苦恼。我们先来看看一般产后新妈妈的皮肤会出现哪些改变吧！

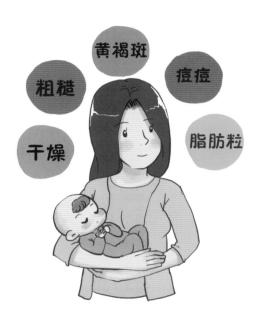

长斑 新妈妈在怀孕期间体内的激素会发生剧变，而产后激素水平将逐步恢复正常，此时，有的新妈妈面颊会长褐斑。此外，在宝宝出生之后，家庭和工作的压力会使新妈妈情绪多变，造成黄褐斑加重，甚至会伴随终身。

长痘 新妈妈在怀孕期间黄体激素的分泌较多，产后未能及时降低，如遇照顾新生儿睡眠不好或生活压力等各种因素，新妈妈的脸上就会冒出这些成人痘。当然，也不排除坐月子时恶补过了头的因素。

粗糙 大部分的新妈妈都表示，生完宝宝之后，皮肤就再也回不到以前的嫩滑柔软了，往往都会感觉略显粗糙，有些区域还会出现蜕皮的现象。

干燥 当人体缺水的时候，皮肤就会显得干巴巴的。许多新妈妈在产后忙于照顾宝宝，从而忽视了对皮肤的保养，导致皮肤长期处于缺水的状态，呈现出干燥、脱皮等现象。

长脂肪粒 脂肪粒是一种长在皮肤上的白色小疙瘩，约有针头般大小，看起来像是一小粒白芝麻，一般长在产后妈妈的脸上，特别是眼周。它是角质层代谢不顺畅堆积而成的，与新妈妈月子期的过量进补有关。

温馨提示：正确面对产后皮肤问题

新妈妈产后出现以上皮肤问题是正常的生理现象，不必过于紧张和担心，应保持好心情，积极从饮食、运动、其他生活细节等方面进行调理，相信自己一定可以恢复孕前的肌肤，重拾美丽和健康。

8. 月子期肌肤养护要点

经历过怀孕生产后，准妈妈的肌肤问题会比较突出，面对诸多的产后肌肤问题，新妈妈可以采用内外兼调的方法进行养护。

内调

保持心情愉快，不急不躁不忧郁 产后新妈妈要保持愉快的心情，这样能促进体内产生有利于血液通畅的物质，促使皮下血管扩张，血液涌向皮肤，使面色红润、容光焕发。

保证充足的睡眠 睡眠是女人最好的"美容剂"，学会合理利用时间休息，如宝宝睡觉时，新妈妈最好陪着一起睡，尽量与宝宝的睡眠时间同步，这样可以得到足够的休息。

多喝温开水 喝温开水能补充面部的水分，还能加快体内毒素的排出，避免色素沉着。

注意日常饮食 多食用富含维生素 C、维生素 E 的食物，如西红柿、柠檬等。维生素 C 可抑制代谢废物转化成有色物质，从而减少黑色素的产生。维生素 E 能促进血液循环，防止皮肤老化。

外调

选择合适的护肤品 月子期的新妈妈应该选择原料天然、成分简单、性质温和的保湿护肤品，同时要根据不同季节选择不同系数的防晒品。因为紫外线是皮肤的大敌，会引起面部色素沉着及皮肤老化。

善用精油做护理 新妈妈可以自行购买质量好的复方精油给自己做身体及面部的排毒和护理，坚持使用精油 3 ~ 6 个月，皮肤就会有明显的改善，细小的皱纹、色素沉着及皮肤松弛等情况都会得到缓解。等到出月子后，新妈妈也可以到专业的护理中心做全身护理。

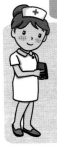

温馨提示：不要过早进行美白祛斑护理

随着产后身体的恢复，大部分新妈妈的妊娠斑都会慢慢淡下来，如果月子期使用美白祛斑产品，可能会影响自身的修复。此外，美白祛斑产品中含有危害宝宝发育的成分，哺乳期的妈妈最好不要用。月子期过后如果需要进行美白祛斑护理，也要尽可能选择原料天然、成分简单的产品。

月子期肌肤保养小妙招

生活处处有妙招，针对月子期的肌肤保养，我们可以在生活中找到既方便又安全的方法，改善因为怀孕、生产造成的肌肤问题，促进新妈妈肌肤复原。

●**巧用水果蔬菜，健康又美容**●

生活中有很多美容养颜秘方，尤其是一些新鲜水果和蔬菜，富含很多天然的护肤成分，用其来美容既取材容易也健康安全。下面分享几个自制护肤品的方法：

◆用橘子皮浸水洗脸，可以营养润泽肌肤，还有抗皱的功效。

◆将黄瓜切片，洁面后敷于脸上，15分钟后取下，能够使肌肤水润、嫩白。

◆将柠檬汁和蛋清拌匀后涂在脸上，待干后洗干净，能够美白和去痘。

◆将蜂蜜和西红柿捣烂后拌匀涂在脸上，5分钟后洗干净，可以保湿。

●**腹部按摩，赶走妊娠纹**●

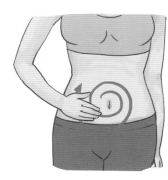

妊娠纹主要出现在腹部，可通过按摩消除妊娠纹，借助精油按摩效果更好。具体方法如下：

按摩前，将双手放入温水中浸泡1分钟，再用除大拇指以外的四指指腹以肚脐为起点，以顺时针方向不断地画圈按摩，画圈时应由小至大向外扩散，直至将整个肚皮都按摩到为止，每天循环进行2次。

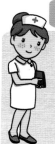

温馨提示：按摩要注意力道

产后新妈妈不适宜运用强烈的按摩手法去刺激穴位。应以轻柔的抹法为主，按摩的力道不要太大，尤其是腹部的按摩，以免影响新妈妈身体的复原。

●脸部按摩促进肌肤复原●

　　孕期的色素沉着，产后休息不足，肌肤保养不到位，再加上空气污染、紫外线等外因，容易使新妈妈的肌肤变得很差。为了让肌肤恢复往日的光滑和弹性，下面介绍简单的脸部按摩法，希望可以帮到新妈妈。

Step 1：按摩额头外侧

　　首先将大拇指和小拇指弯曲，伸出食指和中指、无名指，三指指腹置于额头中间的位置，然后轻柔地滑向额头的两边，连续做6次。

Step 2：由眼睛内侧往外侧按摩

　　将双手食指的指腹放在双眼的内眼角处，然后轻轻地在眼睛周围按摩滑动，做3遍；下眼睑同样由内而外按摩，到太阳穴处轻轻提拉，连续做3次。

Step 3：从耳背处到锁骨往下按摩

　　将手指放在耳背的脖颈处，从这里开始，用手指一直按摩到有淋巴结的锁骨位置。

Step 4：按摩上下唇

　　弯曲大拇指，用另外四个手指指腹，轻轻按住上唇的上方往下按压5次。下唇也要往下巴处按压5次。

Step 5：从内往外按摩颧骨

　　将四指指腹放于嘴角，沿颧骨轮廓从内往外轻轻地打圈按摩两颊。

Step 6：按摩锁骨

　　从耳后开始按摩脖颈一直到锁骨的位置，用手指指腹轻轻地上下推拉。

10. 产后秀发常见问题及保养要点

新妈妈从孕期过渡到产褥期伴随的不仅仅是宝宝的诞生，还有自身的一系列变化，其中，新妈妈头发的变化尤其突出。

产后秀发的常见问题

白发

脱发

有些妈妈产后会出现头发变白的现象，一方面可能是因为头发老化，色素逐渐缺失而使得发色变淡；另一方面可能是因为产后照顾新生儿，压力太大或情绪不好，导致脱发，甚至发色变灰、变白。

新妈妈若发现头发变白，甚至有局部头发掉落的情况时，建议找皮肤科医师做进一步的诊断和治疗。

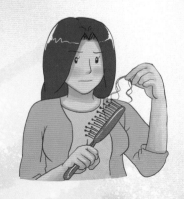

许多新妈妈产后 4 ~ 20 周内会出现脱发，尤其在 3 ~ 4 个月后尤为显著，可持续数月，通常在 6 ~ 12 个月内毛发自行恢复。头发的生长也分为生长期、退化期和休止期。在怀孕阶段，因为激素的变化，头发的生长期延长，相对的，休止期的头发就变少了，所以，衰老掉落的头发也就变少。怀孕期间，头发的直径变粗，所以到了怀孕末期，孕妈妈会慢慢地发现头发变多，也变得更粗了。一旦孩子降临人间，体内激素的比例恢复到怀孕前的正常平衡状态，使得头发直接跳过退化期进入休止期，纷纷掉落，而新的头发又生长不出来，致使头发呈现"青黄不接"的状况，表现出来就成了产后脱发。此外，生产前后的情绪变化，也会导致头发脱落。

产后秀发保养要点

正确梳理头发

选用宽齿木质或角质梳，不要使用易产生静电的塑料梳。正确的梳头方法是先从发尾开始，将发尾打结的头发梳开，再由发根向发尾梳理，这样可以防止头发因外伤而断裂。

舒缓情绪

保持乐观情绪，保证足够的休息，不要过度疲劳。即使出现脱发也不要紧张焦虑，只要用心呵护，就可以恢复。

注意饮食

产后脱发主要是内分泌变化引起的，盲目进补，会造成体内热量过剩，反而有害健康。

干发的技巧

湿发宜用干毛巾按压拍干，不宜用毛巾搓擦，压拍至头发不滴水的半干状态，再用电吹风的低挡风稍吹干，然后让头发自然晾干。

合理洗发

要选用适合自身头发的洗发露。不要过分用力搓擦头发，顺头发自然下垂姿势洗发。洗完后一般加用护发素，必要时加用滋润素。

头部按摩

新妈妈在洗头发的时候，应用指腹轻轻地按摩头皮，这样能促进头发的生长以及脑部的血液循环。每天用清洁的木梳梳头100下也是一种不错的按摩方式。

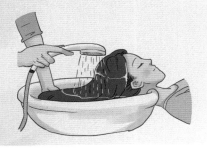

七、产后心理调整

产后生活发生了巨大的变化，很多新妈妈一时难以接受，从而产生了不良情绪，进而影响到泌乳和自身的恢复，因此，新妈妈要学会自我调整，时刻保持乐观的心态。新妈妈心情好，宝宝自然也能健康、快乐地成长。

1. 不要忽略新妈妈产后情绪的变化

产妇在怀孕、分娩、产后恢复的过程中，不仅生理会发生变化，心理上的变化也很大，这种变化不容忽视。

产后新妈妈之所以会出现多种情绪的变化，一方面是体内激素的变化所致，另一方面也与产后的生活影响脱不了干系。产后恢复需要一个过程，在这期间，新妈妈的身体会存在不同程度的不适，再加上还要照顾新生儿，日常事务增多，而睡眠时间相对不足，往往会影响心理的变化。此外，在孩子出生后，家人常常会把生活重心和关注点转移到孩子身上，忽略了对新妈妈的安抚和照顾，难免会让新妈妈内心感到失落和不安，导致情绪波动大。

2. 新妈妈可能会遇到的压力

诚然，升级为母亲对一些人而言是很自然而然的一件事。实际上，许多女性在最初进入母亲这一角色的过程中，或多或少都会遇到压力，在压力面前不知所措。

现实与希望的落差造成的压力

在成为母亲之前，许多女性总是将母亲的角色过分理想化，然而事实上，在生理上与心理上遭遇到的挫折，往往使她们失落不已。她们会感到受挫，充满罪恶感，缺乏信心，因为她们无法扮演好理想中的角色。

日常作息和生活方式的改变引发的压力

宝宝出生后，新妈妈要对他负起照顾的责任，包括日常喂养、起居照护等，有时候还需要在夜间喂奶、换尿布、哄宝宝入睡等，这些繁杂的工作往往会让初为人母、缺乏经验的新妈妈感觉不知所措，身心疲惫。

从"二人世界"到"三人行"带来的压力

以前亲亲密密的两个人，突然多了个"第三者"，而且还要面临产后生理方面的复原与改变，与伴侣关系需要重新调整，这些都让新妈妈倍感压力。

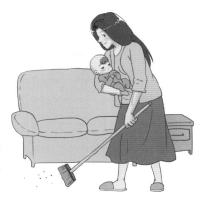

身兼数职的压力

身为母亲，需要扮演好很多角色，比如指导者、安慰者、保姆、厨师、管家等，同时，还要注意到配偶的需要。身兼数职，随时听候差遣，往往让人难以承受。

3. 新妈妈容易出现的负面情绪

新妈妈产后出现情绪变化是正常的，其中不乏负面情绪。一般来说，产后新妈妈出现的负面情绪可分为三种：

产后抑郁

产后抑郁发生概率为50%～70%，在产后3～6天发生，主要症状包括情绪不稳、失眠、暗自哭泣、郁闷、注意力不集中、焦虑等，持续时间为1周左右。

产后忧虑

如郁郁寡欢、食欲不振、无精打采，甚至常常会无缘无故地流泪或对前途感觉毫无希望，更有甚者会有罪恶感产生、失去生存欲望，这就是比较严重的产后忧虑症了。

产后精神病

少数新妈妈产后会出现沮丧、幻觉、妄想、自杀或杀婴等精神病症状，此时产妇已经患有严重的产后精神病。

4. 产后新妈妈的常见心理疾病——产后忧郁症

产后忧郁症也叫产后抑郁症，是女性在生完孩子之后由于生理和心理因素造成的情绪变化，症状有紧张、疑虑、内疚、恐惧等，极少数严重的会有绝望、离家出走、伤害孩子或自杀的想法和行为。

产生产后抑郁症的生理因素是内分泌的变化。女性在怀孕时，雌激素升高，孩子出生后，雌激素迅速下降；心理因素包括太担心孩子，无法应付产后忙碌的生活，不能接受自身的角色变化等。

目前，美国精神病学会于1994年制定的产后抑郁症的诊断标准是较为权威的诊断标准。一旦确诊，新妈妈就要积极进行产后抑郁症的治疗。治疗原则上与一般抑郁症无显著差异，但哺乳期女性使用药物应慎重。另外，还可通过心理治疗增强患者的自信心，对产妇给予关心和无微不至的照顾，尽量调整好家庭成员之间的各种关系，指导其养成良好的睡眠习惯，这对产后抑郁症患者的康复是非常有利的。产后抑郁症预后良好，约70%患者于1年内治愈，仅极少数患者持续1年以上。

5. 产后忧郁症自我测试

产后抑郁的表现与一般的抑郁症有些不同，新妈妈不妨自我测试一下，近2周内，你是否有以下表现和感受：

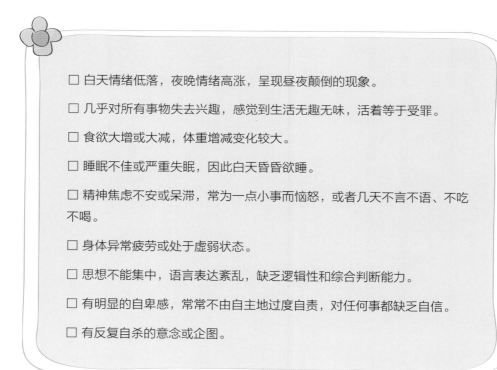

□ 白天情绪低落，夜晚情绪高涨，呈现昼夜颠倒的现象。

□ 几乎对所有事物失去兴趣，感觉到生活无趣无味，活着等于受罪。

□ 食欲大增或大减，体重增减变化较大。

□ 睡眠不佳或严重失眠，因此白天昏昏欲睡。

□ 精神焦虑不安或呆滞，常为一点小事而恼怒，或者几天不言不语、不吃不喝。

□ 身体异常疲劳或处于虚弱状态。

□ 思想不能集中，语言表达紊乱，缺乏逻辑性和综合判断能力。

□ 有明显的自卑感，常常不由自主地过度自责，对任何事都缺乏自信。

□ 有反复自杀的意念或企图。

只要满足以上2个条件，且这种状态持续了2周以上，那么就要怀疑自己是产后抑郁了。

6. 赶走忧郁的自我调适法

新妈妈的自我调节对赶走产后忧郁是相当重要的，如果可以，在坏日子里也要保持好心情，相信一切都会变好的。

等待产后忧郁自愈

如果新妈妈已经患上了产后忧郁，不妨试着让自己的情绪放松，等身体对激素水平变化适应之后，慢慢痊愈。

创造适宜的产后恢复环境

当产妇从医院回家时，要限制来探望的人，可以试着关掉手机，为自己创造安静、舒适、卫生的休养环境。

注意自我的心理调适

在有了孩子以后，新妈妈的价值观会有所改变。对自己、对丈夫、对宝贝的期望值也会更接近实际，甚至对生活的看法也会变得更加实际。抱着坦然的态度接受这一切，有益于帮助产妇摆脱消极情绪。可以做一些自己喜欢做的事情，如看杂志、听音乐，转移不良情绪。

休养中适度增加运动

新妈妈可以做适量家务劳动和体育锻炼。这能够让新妈妈暂时不将注意力集中在烦心的事情上。

勇敢面对问题

如果新妈妈出现产后抑郁的症状，要科学治疗，及时在医生的指导下服用抗抑郁类药物，不要忽视抑郁症的危害性。

珍惜每一个睡眠机会

新妈妈要学会创造各种条件，让自己睡觉。有时候，即使半个小时的睡眠也能给你带来好心情！当孩子安然入睡时，新妈妈不要去洗洗涮涮，而是要抓紧时间闭目养神。这个时候也要关掉你的手机，不要让它打扰你和宝宝的睡眠。

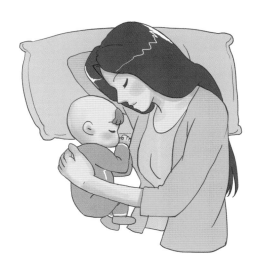

期望好时光与度过坏日子

新生命的到来不仅给新妈妈带来欢乐，更带来了繁重的劳动、重大的责任和永无止境的劳碌、操心。孩子是新妈妈的希望之源，孩子的健康与幸福是妈妈的责任和义务。所以你肯定会遇上困难与烦恼，在坏日子里你也要保持好心情，相信一切都会变好的，努力做好每一件事。

7. 有自信的妈妈快乐又美丽

自信是一种有能力或采用某种有效手段完成某项任务、解决某个问题的信念。产后的新妈妈更需要拥有自信，相信自己能够克服产后种种难题，这样的新妈妈快乐又美丽。

用自信对抗忧郁

自信是一种状态，有自信的女人通常充满魅力，即使现今新妈妈的身材和容貌都不尽如人意，但是那种有自信的气质和魅力是无法抵挡的。想要有自信该怎么做呢？首先是调整心态，平和的心态能让你心如止水。然后是自我提升，从饮食和运动着手，慢慢恢复往日的美丽，更有助于心态的修炼。

懂得欣赏自己

要让自己充满自信，就要懂得欣赏自己。大部分的新妈妈会对自己变形的身材产生厌弃心理，厌恶自己。倘若某件事情没有做好，还会产生罪恶感。这样的心态是无法让自己充满自信的。懂得欣赏自己，即使不完美的身形也能自我欣赏，清楚自己的优势在哪里，才能建立良好的自信心。

心态不能随着变老

刚刚做过的事情、说过的话，很快就忘记；喜欢讲述过去的丰功伟绩，对眼前的事情提不起兴趣，更喜欢一个人独处，不愿接受他人的帮助等。如果这样的感受非常强烈，那么要注意，这可能是心态变老发出的信号！

所以，产后女性要重视心态的变化。时常保持乐观的情绪，感觉自己年轻。忘记自己身体的不适，忘记许多不愉快的事情。生活要有规律，早睡早起，一日三餐定时定量，还要多参与各种丰富的娱乐活动，避免胡思乱想。

和睦的家庭环境也很重要，让家人和你一起建立轻松愉快的家庭氛围，给宝宝更好的照料，自己也会变得快乐和年轻。

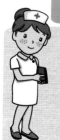

温馨提示：在工作中新妈妈更容易获得自信

拥有自己事业的独立女性能赢得外界的认可和赞赏。如果新妈妈是上班族，因为对工作环境有一定的熟悉感，对于工作内容都很了解，所以工作很容易上手。有些新妈妈为了缩小休产假与同事产生的差距，会更认真对待工作，圆满地完成任务，这样会让新妈妈更自信。

8. 新爸爸的陪伴与情感呵护

新妈妈是家里的功臣，产后应该得到新爸爸的重点关注，因为新爸爸的陪伴与情感呵护是新妈妈战胜产后不良情绪的最大动力。

安抚妻子的情绪

当妻子从医院回家时，情绪往往容易激动，这个时候丈夫不要和她争吵，更不要说中伤她的话，要多引导和安抚。

日常多关心

分娩后，产妇的身心都经受着重大转折带来的压力，需要伴侣的支持和关爱。所以，丈夫下班回家后最先要做的事情，不仅是抱起孩子，而且要抱一抱妻子，与妻子多交流沟通，让妻子保持良好的心情。

注意妻子的饮食搭配

丈夫要多关心妻子的日常饮食，多为新妈妈提供一些营养丰富又清淡的新鲜果蔬等，保证营养均衡。同时还要让妻子多喝温开水，给她最好的饮食照护。

保证新妈妈的睡眠

产后多休息才能让身体尽快恢复，所以，丈夫要保证妻子的睡眠，请家里长辈或保姆悉心照顾宝宝，解决妻子的后顾之忧；夜里给宝宝喂奶，丈夫也要适时担负起奶爸这个工作，在保证不影响第二天工作的情况下，多替妻子分担一下。

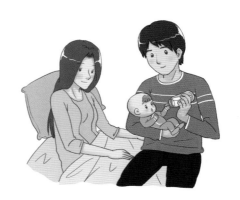

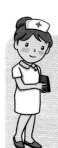

温馨提示：家人、朋友的情感支持也很重要

除了丈夫要给妻子足够的关心外，其他家人、朋友的感情支持对新妈妈也很重要。新妈妈若能感受到身边的人都把她生孩子当做一件很重要的事情来对待，内心的期待就会得到满足，进而避免产生不良情绪。

除了表示关心外，身边的家人、朋友还要积极为产妇提供切实的帮助。如有经验的长辈可以通过自己的亲身经历和其他经验，为新妈妈提供诸如下奶、给宝宝喂奶、坐月子宜忌等切实有效的帮助，让新妈妈减轻压力，增强信心，抵御不良情绪的侵袭。

八、防治产后月子病

怀胎十月，新妈妈为胎宝宝输送了大量的营养物质，而长时间艰辛的分娩历程也消耗了很多体力，产后，身体各器官处于较为虚弱的状态，如果月子期间调理不佳，各种产后月子病便会不期而至，给产妇的身心带来不利影响，因此，新妈妈一定要积极防治月子病。

1. 产褥感染

产褥感染是指分娩时及产褥期生殖道受病原体感染，引起局部和全身的炎性变化。由于感染后通常会引起发热，所以又被称为产褥热。

疾病解析

产褥感染通常发生在产后 24 小时至产后 10 天，造成产褥感染的原因有很多，根据感染源的不同，大致可分为以下两类：

自身感染

孕妇生殖道或其他部位寄生的病原体，当出现感染诱因时使机体抵抗力低下而致病。

外来感染

由被污染的衣物、用具、各种手术器械、敷料等物品接触后引起感染。

女性生殖器官有一定的防御功能，任何削弱产妇生殖道和全身防御功能的因素均有利于病原体的入侵与繁殖，导致产褥感染的发生，如贫血、营养不良、临近预产期前性交、羊膜腔感染及各种慢性疾病等。

防治与护理

◆孕期应注意锻炼身体，保证饮食营养，积极做好孕期保健，增强身体的免疫力。

◆多摄入富含维生素 C 的新鲜蔬果，少吃辛辣、温热的食物，戒烟禁酒等，促进产后伤口的恢复。

◆新妈妈在身体条件允许的情况下，应尽早下床走动，促进排便和排尿，预防感染。

◆产后勤换卫生巾，如厕后用温水由前向后清洗会阴部位，保证清洁卫生。

2. 产后恶露不尽

分娩后，随着子宫蜕膜的脱落，新妈妈的阴道里会流出一些由血液、坏死的内膜组织、细菌及黏液等混合而成的红色或红棕色液体，称为恶露。恶露一般在产后 4 ~ 6 周排净，总量为 250 ~ 500 毫升，如果超过产后 6 周，仍有较多恶露排出，称之为产后恶露不尽。

疾病解析

产后恶露的排出是产妇在产褥期的临床表现，属于产后正常的生理性变化之一。恶露有血腥味，但无臭味，其颜色及内容物随时间而变化，正常的恶露排出大致可分为 3 个阶段：

血性恶露

浆液恶露

白色恶露

产后 1 ~ 3 天排出，量多，色鲜红，含有大量血液、黏液及坏死的内膜组织，有时有小血块，伴有血腥味。

产后 4 ~ 10 天排出，色淡红，含有坏死蜕膜组织、宫腔渗出液、宫颈黏液、阴道分泌物和细菌，无味。

产后 1 ~ 2 周排出，色泽较白或呈现淡黄色，质黏稠，量更少，早晨排出量比晚上多。

妊娠月份较大、子宫畸形、子宫肌瘤、剖宫产手术操作者技术不熟练使妊娠组织物未完全清除、宫腔感染等原因都可能引起产后恶露不尽。

防治与护理

◆产后可以吃一些能促进恶露排出的食物，如山楂、阿胶、红糖等。

◆尽量少吃温热性的食物，如羊肉、狗肉等，也不能饮酒，以免引发炎症。

◆按照环形方向按摩腹部子宫的位置，让恶露能顺利排出体外。

◆建议使用卫生垫，并及时更换。刚开始约 1 小时换 1 次，之后 2 ~ 3 小时换 1 次即可。

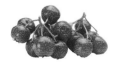 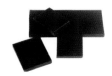

3. 产后腹痛

孕妇分娩后，由于子宫的缩复作用，出现下腹部阵发性疼痛，即为产后腹痛，又称宫缩痛、产后痛，是一种正常的生理现象，一般会在产后 1 ~ 2 日出现，持续 2 ~ 3 日自然消失，不需要治疗。如果腹痛阵阵加剧，难以忍受，或腹痛绵绵，疼痛不已，则为病态，应予以治疗。

疾病解析

产后腹痛主要是在子宫复旧过程中由子宫收缩引起的。临产时，子宫被胎儿撑大，分娩后要通过子宫收缩逐渐恢复到孕前的水平。在收缩时，往往会引起血管缺血，导致机体气血运行不畅，组织缺氧、神经纤维受压，从而使新妈妈感到腹痛。当子宫收缩停止时，血管畅通，血液会变得流通，组织有充足的血氧供给，神经纤维也不再受到挤压，疼痛自然就会消失了。

新妈妈的产后腹痛主要是阵发性的，并伴有产后恶露增加，恶露色淡，头晕耳鸣，大便干燥等，在哺乳时疼痛尤为明显。一般来说，初产妇往往比经产妇的腹痛程度要轻，疼痛持续的时间也较短。如果产后腹痛时间超过 1 周，且为连续性腹痛，或伴有恶露量多、颜色暗红、多血块、有臭味等，那么可能是盆腔炎导致的，应尽快就医。

防治与护理

◆多吃些红糖、生姜等食物，补虚化瘀、调畅气血。

◆避免食用生冷刺激的食物，以防饮冷受寒，引起腹痛。

◆尽量少吃易引起腹部胀气的食物，如山药、黄豆、蚕豆、豌豆、红薯等。

◆勤换姿势，适当活动，促进腹部的血液循环与流通。

◆注意保暖防风，尤其要保护好下腹部，忌用冷水洗浴。

◆产后调整好情绪，保持心情愉快，尽量消除恐惧与精神紧张。

◆密切观察子宫缩复的情况，注意子宫底高度及恶露变化，如疑有胎盘、胎衣残留，应及时去医院检查和处理。

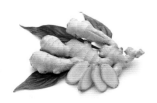
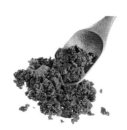

4. 产后腰腿痛

产后腰腿痛是困扰新妈妈的又一产后问题，虽然危害并不严重，但日夜缠绵的疼痛也会让新妈妈难以忍受。其主要表现为产后腰、臀和腰骶骨日夜疼痛，有的还会伴有一侧腿痛，疼痛部位多在下肢内侧或外侧。

疾病解析

导致产后腰腿痛的原因主要有两个，一是孕期与分娩时的疼痛延伸。妊娠期间，孕妇体内的激素分泌使得腹部肌肉和连接骨盆的韧带都变得松弛，再加上腹部增大，导致腰背部的负担增加，使得腰腿出现酸痛，到了分娩时，子宫的规律性收缩和神经的牵张反射会进一步导致腰骶部和双腿酸痛，这些症状延伸到产后，便形成了长期的腰腿痛；二是产后养护不当，如过早地长时间站立或端坐等，导致骶髂关节受到损伤，引起腰腿痛。

另外，如果孕妈妈患有先天性的腰骶部疾病，如骶椎裂、隐形椎弓裂、腰椎骶化等，也会诱发产后腰腿痛。

防治与护理

◆从孕期就要开始预防，保证均衡饮食和适量运动，避免体重增加过快而加大身体的腰部负担。

◆饮食上多吃富含钙、磷等营养素的食物，如牛奶、虾皮、芝麻、口蘑等，以免因产后缺钙而导致骨质疏松和腰腿痛。

◆产后充分休息，不要过早做家务，也不要长时间保持一个姿势，更不能提重物。

◆在身体状况允许的情况下，最好坚持做一些产后康复操，保持适度的运动。

◆产后做好身体的保暖措施，尤其是手脚的保暖，不要用冷水洗澡，即使是夏天也应穿袜子，不要光脚。

◆适当按摩腰部和腿部，增强腰椎的稳定性，缓解疼痛带来的身体不适。

◆可以用热毛巾热敷疼痛的部位，以减轻疼痛。

◆尽量避免食用生冷寒湿的食物，以免加重体内的湿气，不利于腰腿疼痛的康复。

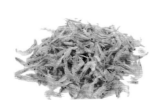

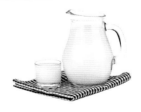

5. 产后牙齿松动

牙齿松动是一种常见的产后病，多是由于孕期和分娩后不注意口腔卫生，导致牙龈处聚集大量细菌并钙化形成牙石，牙石中的细菌分泌毒素和代谢物，腐蚀牙龈导致的。另外，孕期缺钙也会导致牙齿松动。

疾病解析

据统计，产后处于哺乳期的新妈妈平均每天丢失近300毫克的钙，再加上此时体内的雌激素水平较低，泌乳素水平较高，在月经没有复潮之前，骨头更新钙的能力处于较低水平，如果不及时补充足够的钙，便极易出现牙齿松动的情况。另外，如果产后食用坚硬食物、酸性食物、冷饮等，也会损害牙齿的坚固性和健康。产后牙齿松动，重点在于预防。

防治与护理

◆饮食营养要均衡，少吃甜食、零食，睡前最好不要吃任何食物。

◆日常饮食中多喝牛奶、骨头汤，吃虾、海鱼等海产品，补充足够的钙质。

◆从备孕开始注意保持口腔卫生，必要时要使用牙线去除牙菌斑的附着，并定期洗牙。

◆如果孕期出现牙周病等牙齿疾病，要告知医生怀孕，并采用安全的方法治疗。

◆养成定期更换牙刷的习惯，因为牙刷长期使用会寄生大量细菌，导致牙齿的保护膜受损，出现牙齿松动。

◆刷牙时最好选择产妇专用的无氟牙膏，可以减少对口腔的刺激及对牙齿的磨损。

◆采用正确的刷牙方法，顺着牙齿纵轴上下刷，动作要轻柔，时间以3分钟为宜。

◆饭后要注意漱口，及时清理牙缝残留的食物残渣，养成保护牙齿的好习惯。

◆每天早上起床后或晚上睡觉前，将上下牙齿彼此叩击30次，并吞下津液，能改善牙周血液循环，让牙齿更坚固。

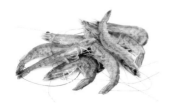
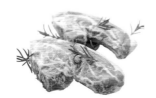
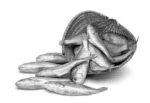

6. 产后贫血

大多数自然分娩的新妈妈，在产后由于体内多余的水分被排出，血红蛋白浓度会有所上升，可以达到正常的水平。而少数产后妇女由于分娩时出血较多，如剖宫产、产后出血等，可引起产后贫血，影响新妈妈的身体恢复和宝宝的哺乳。

疾病解析

产后贫血的发生和新妈妈的体质以及产后出血过多有着很大的关系。如果产妇在妊娠期间就有贫血症状，但未能得到及时改善，生完宝宝后贫血会更严重。而如果妊娠期间孕妇的各项血液指标都很正常，产后却出现了贫血，则是由于分娩时出血过多造成的。

产后贫血会使新妈妈全身乏力、食欲不振，严重时还可以引起胸闷、心慌等症，还会造成新生儿营养不良，抵抗力下降等。根据产后贫血的不同程度，可将其分为3类：

 轻度

 中度

 重度

血色素在 90 克/升以上，一般可以通过日常饮食加以改善。

血色素在 60 ~ 90 克/升，除了注意改善饮食外，还需根据医生的建议服用一些药物。

血色素低于 60 克/升，需要进行输血治疗。

防治与护理

◆ 从孕期开始，积极预防贫血，如果孕期就有贫血，尽早治疗。

◆ 新妈妈平时应多吃一些含铁的食物，如鱼、虾、蛋以及绿叶蔬菜、谷类等。

◆ 摄取足够的维生素 C，促进身体对铁的吸收，提高利用率。

◆ 若通过饮食不能满足铁质的需求，可以在医生的指导下选择一些铁剂补充。

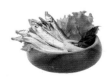 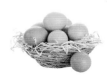 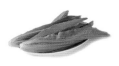 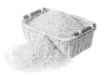

7. 产后便秘

产妇产后饮食如常，但大便数日不行或排便时干燥疼痛，难以解出者，称为产后便秘，或称产后大便难，是常见的产后病之一。产后便秘虽然不至于给新妈妈带来生命危险，但是也会在一定程度上影响身体健康，因此应及时防治。

疾病解析

在妊娠期间，孕妇的腹部过度隆起，腹部肌肉和盆底组织松弛，导致腹壁和骨盆底的肌肉收缩力量不足，胃肠功能减弱，肠蠕动变慢，削弱了一部分排便力，产后，新妈妈下床活动不便，活动量相对减少，如果此时的饮食过于讲究，结构不合理，蔬菜、水果等吃得过少，饮水不足等，便会诱发产后便秘。

便秘对新妈妈的不良影响，除了表现在日常排便困难外，还会成为一些病症的诱因，如导致急性粪便阻塞肠道，腹胀、下腹疼痛、痔疮等，严重的还会引起大肠癌。产后便秘不容小觑，新妈妈一定要做好防治和护理。

防治与护理

◆饮食搭配要合理，荤素结合，多吃新鲜的蔬菜和水果，保证摄取足够的膳食纤维。

◆多吃植物油，如芝麻油、花生油、大豆油等，能帮助润肠，刺激肠蠕动。

◆早上起床后喝一杯温开水或淡盐水，冲刷肠道，帮助排便和排毒。

◆少吃辣椒、胡椒、芥末等燥热刺激的食物，避免饮酒，以免导致大便干结。

◆练习缩肛运动，锻炼盆底肌肉的力量，促进肛门血液回流，增加排便力。

◆每晚临睡前用单手掌心按照顺时针方向进行腹部按摩，促进肠胃蠕动。

◆生活中注意劳逸结合，保证高质量的睡眠，养成定时排便的好习惯。

◆如果产后便秘比较严重，粪便无法排出体外，可在医生的指导下使用缓泻剂。

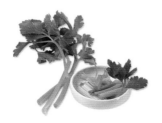
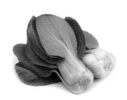
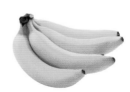

8. 产后痔疮

痔疮是指肛管直肠静脉丛迂回曲张所致的静脉团块，是一种十分常见的疾病，尤其是妊娠、分娩后的女性，更易患痔疮。产后痔疮不仅会给新妈妈带来身体上的不适，还会增加精神负担，不得不引起重视。

疾病解析

女性怀孕后，随着胎儿的发育，体内的子宫不断增大，导致血液供应不足，影响到静脉的流通，血液回流不畅，最终形成痔疮。

产后痔疮通常在产后 2～3 周内出现，根据发生部位的不同，可将其分为以下 3 种类型：

内痔

外痔

内外痔

发生在肛管齿状线以上，不痛，表现为便血、痔核脱出，严重时喷血，痔核脱出后不能自行还纳，伴有大便困难、便后擦不净等。

位于肛管齿状线以下，主要症状为疼痛、有肿块，通常肛门周围会长有大小不等、形状不一的皮赘。

兼有内痔和外痔的症状，在同一部位的肛管齿状线上下均会发生，表现为直肠黏膜及皮肤脱出、坠胀、疼痛等。

防治与护理

◆新妈妈产后多喝水，增加肠道的水分，促进肠胃蠕动，例如可以每天早上喝一杯温开水。避免饮酒、咖啡和浓茶等刺激性饮料。

◆多吃绿叶蔬菜、根茎类蔬菜、水果和五谷杂粮，促进排便。

◆忌食辣椒、胡椒、大蒜、葱等刺激性的食物。

◆连续有节奏地做下蹲、站立、再下蹲的动作，促进肛门括约肌收缩，预防痔疮和肛裂。

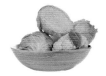
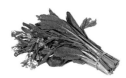
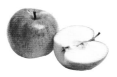
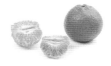

9. 产后尿潴留

产后 6 ~ 8 小时膀胱有尿而不能自行排出者，称为产后尿潴留。它是产妇生产后常见的并发症之一，会影响子宫的正常收缩，导致阴道出血量增多等，也是造成产后泌尿系统感染的重要因素。

疾病解析

一般来说，新妈妈在自然产后 4 ~ 6 小时内就可以自己排尿了，但如果在分娩 6 ~ 8 小时后甚至在月子中，仍然不能正常地将尿液排出，并且膀胱还有饱胀的感觉，那么，你就可能已经患上尿潴留了。

导致产后尿潴留的原因有很多，包括排尿不及时，使得膀胱过度膨胀，肌肉不能正常收缩或膀胱感受性降低，出现神经麻痹而致神经反射消失，排尿困难而致尿潴留；产妇因为产程延长、膀胱黏膜水肿和充血等因素造成膀胱部的三角区充血，膀胱、尿道水肿加重，使排尿受阻，也会导致尿潴留。

产后尿潴留可分为完全性和部分性两种，前者是指自己完全不能排尿，后者是指仅能解出部分尿液。无论是哪一种，都需要积极防治。

防治与护理

◆孕期要积极防治尿路感染，减轻对膀胱和尿道的不良刺激。

◆不要总躺在床上，应多坐少睡。自然产者可在产后 6 ~ 8 小时起身，剖宫产者术后 24 小时可起身。

◆在排尿前，将手置于下腹部膀胱处，向左右轻轻按摩 10 ~ 20 次，促进尿液顺利排出。

◆如厕时听听流水的声音，利用条件反射使新妈妈产生尿意，促使排尿。

◆用温水冲洗尿道口周围，借以减轻尿道括约肌痉挛，诱导神经反射，促进自动排尿。

◆新妈妈要消除顾虑，克服恐惧心理，尽量用力排尿，必要时可酌情使用镇痛药。

◆对于尿路感染所致的尿潴留，应在医生的指导下，合理选用抗生素进行抗炎治疗。

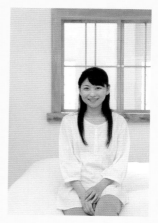

10. 产后尿失禁

产后尿失禁是指新妈妈产后膀胱不能维持其控制排尿的功能，导致尿液不自主地流出的状况，常表现为每天排尿过多，通常在 8 次以上，但总感觉尿不净；夜尿频繁，难以忍受尿意；大笑、咳嗽、打喷嚏、跳跃、弯腰时尿液会不自觉地流出等。

疾病解析

产后尿失禁是由于分娩时，胎儿先露部分对新妈妈的盆底韧带及肌肉的过度扩张，特别是使支持膀胱底及上 2/3 尿道的组织松弛所致。尤其是经历难产的新妈妈，尿失禁的情况会更严重。一般来说，可将产后尿失禁分为以下 3 种类型：

急迫性尿失禁	压力性尿失禁	混合性尿失禁
有强烈的尿意，但在到达厕所排尿前就会有尿液不自主地漏出；当听到流水声时，即使喝水较少，尿液也会不自主地漏出。	在做某些动作或运动时，如行走、一般性的体力劳动、大笑、打喷嚏等，就会有尿液不自主地漏出，依照病情的轻重又分为轻度、中度和重度 3 个程度。	即合并急迫性尿失禁和压力性尿失禁两种症状。

防治与护理

◆做好产前保健，正确处理分娩，不到子宫口开全就不要过早用力，当会阴切开或有裂伤时，要配合医生及时修补。

◆孕期适当做一些锻炼会阴部位肌肉力量的运动，有助于预防产后尿失禁。

◆产后 2 ~ 3 天及时排尿，以免尿液积存过量，给膀胱造成更严重的伤害。

◆产后满 1 个月，自然产的新妈妈可以做锻炼骨盆底肌肉的运动，改善尿失禁。

◆产后避免穿过于紧身的衣物，尤其是下半身，包括内裤，以免增加骨盆的负担。

◆正确的饮食习惯对改善尿失禁的情况也大有帮助，要注意多喝水、多吃蔬果，防止便秘。

11. 产后乳腺炎

产后乳腺炎是产褥期常见的一种疾病，多为急性乳腺炎，常发生于缺乏哺乳经验的初产妇身上，所以又称之为哺乳期乳腺炎，产后 1 个月是该疾病的高发期，习惯以某侧乳房喂食宝宝的新妈妈感染率更高。

疾病解析

乳腺炎多半是因为奶水未排空、乳头感染所致，致病菌为金黄色葡萄糖球菌及溶血性链球菌，其症状根据时间可分为以下 3 个时期：

早期	化脓期	溃后期
乳房胀满、疼痛，哺乳时更甚，乳汁分泌不畅，乳房肿块或有或无，皮肤微红或不红，或伴有全身不适，食欲欠佳，胸闷烦躁。	局部乳房变硬，肿块逐渐增大，伴有高烧、寒战、全身无力、大便干燥、脉搏加快、同侧淋巴结肿大，形成脓肿，乳房跳痛，局部皮肤红肿透亮，肿块中央变软，按之有波动感，若为乳房深部脓肿，可出现全乳房肿胀、疼痛、高热，但局部皮肤红肿及波动不明显，有时一个乳房内可同时或先后存在数个脓腔。	浅表的脓肿可穿破皮肤，形成溃烂，或乳汁自创口处溢出而形成乳漏。较深部的脓肿可穿向乳房和胸大肌间的脂肪，形成乳房后位脓肿，严重者可发生脓毒败血症。

防治与护理

◆避免摄入过多高蛋白和高脂肪食物，以免分泌的乳汁过多，导致乳腺堵塞，引发乳腺炎。

◆日常生活中多喝水，保证乳汁的畅通，是预防产后乳腺炎的有效手段。

◆千万不要因为乳房疼痛而放弃母乳喂养，以免增加乳汁淤积的机会。

◆哺乳后及时清洗乳头，如果有乳头内陷，可经常提拉、挤捏，进行矫正。

◆当乳腺局部化脓时，患侧乳房应暂停哺乳，并用吸奶器将乳汁吸出来。

◆当乳头出现破损或皲裂时，可在喂完奶后挤一点乳汁涂在伤口处，预防感染。

12. 产后抑郁症

生完孩子后，很多新妈妈都时常会有情绪低落、不安、伤心、烦躁等情绪不稳的现象。如果产后不良的情绪一直持续不断，且伴有失眠、食欲不振、疲惫乏力、对人和事缺乏兴趣和热情、注意力涣散、思维迟钝等症状出现，则可能是患了产后抑郁症。

疾病解析

产后抑郁症的发病率为 15%～30%，多在产后 6 周内发生，可持续整个产褥期。产后抑郁症并不仅仅是一种情绪低落的体现，而是新妈妈在身体、情绪、心境、行为、认知以及自我意识等多方面的一系列变化。产后抑郁症不仅会影响女性自身的健康，导致多种疾病，还会阻碍宝宝的身心发育，影响夫妻关系的和谐和正常的人际交往。

每一位产后新妈妈都应重视并认真对待产后抑郁症，做好预防措施，并学会战胜它的正确方法。

防治与护理

◆产前，孕妈妈可以通过多种途径尽可能多地了解育儿知识，避免产后慌乱和无助。

◆产后，家人要多关心新妈妈，不要因为过度关注新生宝宝而忽略了新妈妈，要营造良好的家庭氛围。

◆新爸爸要多关心和体贴妻子，和她一起照顾新生儿，如换尿布、洗澡、换衣服等。

◆饮食方面，新妈妈可多吃一些有预防和改善不良情绪功效的食物，如深海鱼类、全麦制品，以及南瓜、菠菜、香蕉、樱桃等新鲜蔬果。勿暴饮暴食，少吃过甜、油腻食物，避免食用咖啡、酒等刺激性食物，以免加重抑郁情绪。

◆注意休息，保证充足的睡眠，避免做重体力劳动，以免过度疲倦。

◆保持精神愉快，情绪稳定，学会自我调节和排遣不良情绪，并多与人沟通、交流。

◆如果产后抑郁比较严重，无法通过自己调节，则应及时就医，接受必要的治疗。

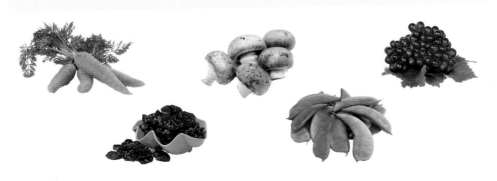

【新生儿护理篇】

在宝宝降生之前，你可能阅读了大量的读物，了解了一些宝宝护理常识。然而，没有育儿经验的你，在面对宝宝突如其来的哭闹、烦躁不安时，是否依然会觉得手足无措？放轻松，本章将提供详细的新生儿健康管理及日常护理常识、科学合理的喂养指导，旨在帮助新妈妈轻松带娃，呵护小宝贝健康快乐地长大。

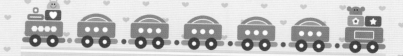

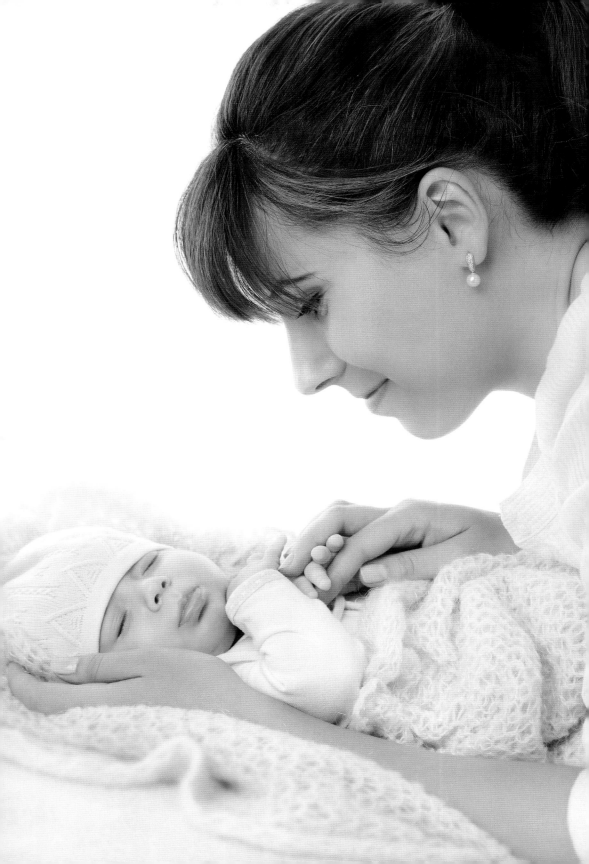

一、新生宝宝的身体与特征

我们通常把出生后0～28天的宝宝，称为新生儿。新生儿非常小且柔软，有着特殊的生理特征。认识新生宝宝的身体与健康指标，懂得宝宝的行为，了解宝宝的变化，可以让新手爸妈在照顾宝宝时更从容。

1. 新生儿的体格与发育标准

宝宝出生后的头1个月长得非常快，几乎一天一个样，身体各项指标也都在快速发育中，新手爸妈应了解这些基本情况，随时监测宝宝的生长发育和健康状况。

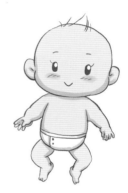

新生儿的体格标准	
项目	正常指标
体重	刚出生时平均体重为3.2～3.3千克，往后每天可增加30～40克，每周200～300克，满月时体重会增加1千克左右
身长	刚出生时平均身高约50厘米（男女宝宝会有0.2～0.5厘米的差异），满月时会平均增加3～5厘米
头围	刚出生时平均头围为33～35厘米，满月时男宝宝头围约38.1厘米，女宝宝约为36.5厘米
胸围	刚出生时平均胸围为32厘米，满月时男宝宝胸围约37.2厘米，女宝宝约为36.5厘米

项目	健康指标
感官	视力大约是 0.02，视野范围在 20 ~ 30 厘米，能感觉到光的存在，光线适度时会睁开眼睛；能听到外面的声音并做出转头等反应，对噪音敏感
呼吸、心率	以腹式呼吸为主，呼吸浅，频率忽快忽慢，每分钟 40 ~ 60 次，心率为 120 ~ 140 次 / 分钟，2 周后会逐渐稳定
体温	体温在 37 摄氏度左右，比大人略高。由于宝宝尚不能自行调节体温，需时刻注意调节室温、寝具和服装
尿便	排尿次数多，尿量小，呈微黄色；出生后不久能排出墨绿色胎便，两三天后转成黄便
睡眠	每天有 18 ~ 22 小时处于睡眠状态，满月时睡眠时间为 16 ~ 18 小时

2. 认识新生儿的身体

当第一眼看到宝宝，你会感叹这就是生命的奇迹，这个源自于自己血肉的小宝宝是多么的柔软可爱呀！请一定要贴着他，多感觉他，多观察他，毕竟新生儿的时光总是非常短暂的，一眨眼间，宝宝就长大了。

头 宝宝的头比较大，头骨还没有定型，头顶的囟门会随着呼吸一起一伏。由于分娩过程中的压迫，一些宝宝的头部会呈现奇怪的形状，但慢慢就会恢复正常。

眼睛 宝宝的眼皮可能会有些肿，眯成一条缝，眼睛可能会暂时充血，大部分时候都闭着，偶尔睁开时，会睁得大大的，喜欢四处张望。

脸 鼻子扁扁的，脸颊胖嘟嘟的，额头、眼皮上有红色斑点，脖子"藏"在一层层的脂肪和褶皱中，并不十分明显。

皮肤 刚出生时，宝宝的皮肤有白色黏稠物，尤其在皮肤褶皱处；肩部和背部皮肤有细细的绒毛。出生几天后，皮肤开始脱落，颜色可能会泛黄，或起皮疹，一般会在几天后自然痊愈。

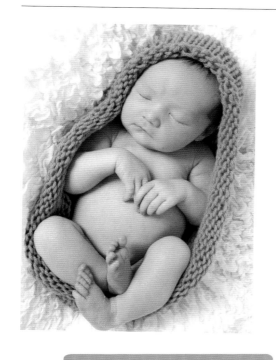

手、脚 两边手肘弯曲向上，手指轻微弯曲，呈握拳状。股关节打开，膝盖弯曲，双脚朝内翻，脚趾头常常叠在一起。手脚上的皮肤通常泛着青色、皱皱的。

肚子、肚脐 宝宝在呼吸时肚子会上上下下。生产后被剪掉的部分脐带会留在宝宝的肚子上，1～2周后会自然干燥脱落，但这期间一定要护理好。

生殖器 男宝宝的阴囊和睾丸，女宝宝的外阴和阴唇，在出生后都会有些肿胀。女宝宝生殖器的肿胀通常会在一周内自然消退，男宝宝阴囊的积水可能会持续数周甚至数月。男宝宝阴茎的包皮通常都很紧。

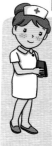

温馨提示：男宝宝需警惕隐睾

隐睾，即宝宝出生后单侧或双侧睾丸未降至阴囊，停留在其正常下降过程中的任何一处，导致阴囊内没有睾丸或仅有一侧睾丸。多数足月的新生儿，出生时睾丸已经降到阴囊中，若睾丸长时间没有下降，应及时就医。通常出生后数月内或一年左右，睾丸在内分泌的作用下可降入阴囊，家长可观察一段时间，不必急于手术治疗，具体情况咨询医生。

3. 新生儿特有的生理现象

细心的爸爸妈妈会发现，宝宝在出生后总有一些"特别"的地方。无须太过担心，这些特有的生理现象，在宝宝慢慢适应周围的环境之后，就会逐渐消失。

生理性体重下降 宝宝出生后最初几天进食较少，同时伴有不显性失水和大小便排出，所以体重会有一定下降。这是生理性体重下降，随着宝宝进食量的增加，体重会慢慢回升。

几乎都处于睡眠状态 睡眠是新生儿生活中非常重要的一部分，新生儿平均每天要睡18～22小时，甚至更多，只有饿了想吃奶的时候才会醒来一会儿，吃饱后又会继续入睡。

斜视 由于新生儿早期眼球尚未固定，所以，宝宝出生后眼睛看起来会有些斜视，这是正常现象。如果 3 个月后斜视依然存在，应去医院就诊。

会"脱皮" 几乎所有的新生儿都会有脱皮的现象出现，这是新生儿皮肤最上层角质层发育不完全而引起的脱落。这种脱皮现象全身都可出现，以四肢、耳后较为明显，无须采取特殊处理措施，待其自然脱落即可。

有"胎记" 有的新生宝宝出生后，在腰骶部、臀部及背部等处可以看到大小不等、形态不规则、不高出表皮的青灰色"胎记"，这是由于特殊的色素细胞沉积形成的，多会在 4 岁左右消退。

"惊跳"反应 新生宝宝睡着后偶尔会有局部的肌肉抽动现象，尤其是手指或脚趾会轻轻地颤动，这是由于新生儿神经系统发育不成熟所致。

红色尿 新生儿出生后 2～5 天，由于小便较少，加之白细胞分解较多，使尿酸盐排泄增加，可使尿液呈红色。这时可加大哺乳量以增加尿量，防止结晶和栓塞。

干哭无泪 宝宝出生时，其泪腺是部分或全部封闭的，产生的液体量较少，所以哭泣时很少有眼泪流出，若出现眼泪多的情况，应带宝宝检查。

乳腺肿胀 无论是男宝宝还是女宝宝，出生后 1 周内都可能出现蚕豆样大小的乳腺肿大，还可出现乳晕颜色加深及轻微泌乳的现象。这些现象在出生后第 2～3 周内会自行消退。

罗圈腿、内八脚 宝宝出生后都会有内八脚和罗圈腿，这是正常现象，随着宝宝身体发育和经常的活动，身体和脚都会慢慢变直。有些旧习俗会用绑腿的方式纠正，这是不对的。

女宝宝有"月经" 有些女宝宝在出生后一周内，阴唇有轻度肿胀，或阴道流出少量黏液及血性分泌物，属于"假月经"，这是正常现象，一般两三天后即可消失，不必做任何特殊处理。

先天反射 宝宝从出生到 3 个月，会出现一些无意识的反射动作，如嘴巴碰到东西就会吸吮、听到大声响就会举起双手、摸他的手他会反握回来等。

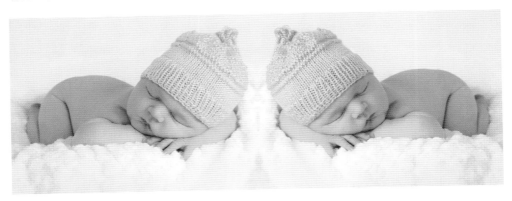

二、新生儿健康护理

新生儿十分娇嫩，各系统脏器功能尚未发育成熟，免疫力低下，体温调节功能也较差，因而很容易发生感染和多种疾病，需要爸爸妈妈悉心和科学的护理。

1. 新生儿的身体检查

宝宝出生后，需要进行身体监护和检查。新手爸妈需要做的就是认真对待并记下宝宝的体检结果，仔细询问医生，以了解其健康与发育状况，发现异常及时干预。

新生儿的第一次体检——宝宝刚出生		
检查项目	检查内容	正常指标
皮肤颜色	查看宝宝皮肤的颜色是否正常，评估宝宝肺部血氧交替情况	全身发红为正常
心率	心脏在一定时间内跳动的次数，主要是查看心脏跳动的强度和节律性	心跳有力，每分钟超过 100 次为健康
刺激后反应	检查宝宝是否有正常的生理反射	受相应刺激后可出现哭、喷嚏、咳嗽等反应
肌张力及运动	检查宝宝的中枢神经及肌肉强健度	四肢活动为正常
呼吸	检查宝宝的呼吸功能和健康状况	呼吸良好、哭声响亮为正常

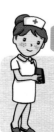

温馨提示：关于肌张力

肌张力是维持身体各种姿势以及正常运动的基础。临床上以被动活动肢体或按压肌肉所感到的阻力来判断肌张力。肌张力异常是导致各型脑瘫的重要因素，因此一定要重视该检查项目。

新生儿的第二次体检——宝宝出生后 28 天

检查项目	检查内容	正常指标
身高、体重	检查宝宝营养状况和骨骼生长发育情况	足月新生儿身高在 52 ~ 57 厘米，体重平均 4 千克为正常
头部	检查宝宝的脑和颅骨发育情况	无肿块、凹陷
耳部	观察宝宝耳部有无炎症	没有炎症为正常
胸部	观察胸部骨骼、胸肌、背肌和脂肪层的发育情况	胸部对称、无隆起，双侧乳房发育良好、呼吸动作协调为正常
腹部	查看有无胃蠕动波和肠型，是否有腹胀及腹部包块，脐部有无膨出	用手抚摸感觉无腹胀、无腹部包块，脐部残端无红肿及渗液为正常
臀部	检查皮肤是否光滑，有无脊柱裂	皮肤光滑，无脊柱裂为正常
生殖器及肛门	观察生殖器有无畸形、红肿等	发育状况良好，无红肿即可
四肢	检查有无多指或并指（趾），双大腿能否摊平	五指（趾）发育正常，双侧大腿纹一致即可
呼吸频率	反映呼吸功能和健康状况	呼吸频率30 ~ 45 次/分为正常

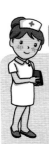

温馨提示：带新生儿做体检的注意事项

　　带宝宝去做体检时，新妈妈需要做好充足的准备工作，以保证体检的顺利进行。首先，需要带齐证件，包括户口簿、宝宝的出生证明、家长的身份证、宝宝的病历本等，有的地方还需要带疫苗接种记录；其次，妈妈平时要细心观察宝宝的身体状况，包括宝宝的饮食情况、大小便情况、有无腹泻和其他疾病等，必要时可以用纸笔或手机记录下来，方便有针对性地咨询医生。体检的前一天晚上，妈妈最好给宝宝洗个温水澡，换上干净、宽松的衣服，便于检查时穿脱。

新生儿需接种两种疫苗

新生儿出生 24 小时内就要进行疫苗接种，主要包括卡介苗和乙型肝炎疫苗，它们是预防新生儿结核病和乙型肝炎的有效保护措施。

卡介苗

宝宝出生后接种的第一种疫苗就是卡介苗，它用来预防结核病。卡介苗一般接种于左上臂外侧，如果家长有特别要求或根据局部皮肤状况，也可选用其他部位。卡介苗属于"慢"反应疫苗，宝宝接受后很少出现全身不适，但会在接种后的 1 个月左右出现注射部位的局部反应，且整个反应持续时间较长，在接下来的 2 ~ 4 个月内，会逐渐出现局部红肿、化脓、破溃、结痂等生理反应，最后愈合形成疤痕，俗称卡疤。但有的宝宝没有经历这样的过程，或反应过程不明显。如果接种卡介苗后未留下任何痕迹，可在接种后 3 ~ 4 个月做结核菌素测试（PPD 试验）接种是否成功。若反应阴性，可考虑再次接种卡介苗。

乙肝疫苗

乙型肝炎是一种影响肝脏的严重传染病。乙肝疫苗可以预防乙肝以及乙肝感染的严重后果，包括肝癌及肝硬化，并能起到终生预防的作用。宝宝在出生后都要接种乙肝疫苗，并按时接种 3 次：出生后 24 小时内接种第 1 针，出生后 1 ~ 2 个月内接种第 2 针，出生满 6 个月后接种第 3 针。第 3 针的接种时间不应早于出生后 6 个月内，也不应迟于出生后 1 年。如果家中有乙肝病毒携带者或感染乙肝的病人，特别是妈妈自身是携带者时，宝宝在接种第 3 针后 3 ~ 6 个月可抽血检测抗体水平。

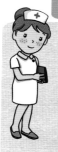

温馨提示：接种后不宜用消毒剂消毒

一般来说，宝宝接种乙肝疫苗后极少会出现不适反应，但在接种卡介苗后的一段时间，很多宝宝都会出现局部不适反应。这时，家长一定要注意，如果宝宝的接种部位出现红肿、化脓等问题，切忌用碘酒、酒精消毒，这样不仅不利于伤口愈合，还会减弱卡介苗的接种效果。卡介苗接种后的局部反应通常会在 2 ~ 3 个月后自行消失，家长无需过于担心。

3. 疫苗接种的注意事项

疫苗接种有很多讲究，家长有必要了解并掌握以下注意事项，以免给宝宝带来不适或影响接种效果。

◆接种前，为了保持接种部位皮肤的清洁，可以给宝宝洗个澡，并换上宽松柔软的内衣，但要注意避免受凉感冒。

◆接种前要和医生做好沟通，如果宝宝有过敏史，或者其他禁忌，应准确告知医生，以保护宝宝的安全。

◆接种疫苗时，不要忘了带上《儿童预防接种证》，这是宝宝接种疫苗的身份证明，以后为孩子办理入托、入学时都需要查验。

◆接种疫苗后应当用棉签按住孩子的针眼几分钟，待不出血时方可拿开棉签，不可揉搓接种部位。

◆宝宝接种完疫苗后，不要马上回家，要在接种场所休息 30 分钟左右，观察接种后的反应，如果出现高热等不良反应，可及时请医生诊治。

◆在接种疫苗的 24 小时内不要给宝宝洗澡，但要保证接种部位的皮肤清洁，防止局部感染。

◆接种后，应让宝宝尽量少活动，适当休息，多喝水，并注意做好保暖措施，防止触发其他疾病。

◆如果宝宝接种疫苗后出现轻微发热、食欲不振、烦躁、哭闹等现象，是正常的，家长不必担心，一般几天内会自动消失。但如果反应强烈且持续时间长，应及时就医。

◆预防接种后，很多宝宝会出现食欲不振，此时家长不要坚持给孩子喂食，以免增加宝宝肠胃的负担，不利于身体恢复。

◆如果宝宝身体出现不适，患有结核病、急性传染病、肾炎、心脏病、湿疹、免疫缺陷病、皮肤敏感者等需要听从医生建议，暂缓接种。

◆如果家长不慎给孩子漏种疫苗，随后补种即可，一般是漏掉哪一针就补种哪一针，之后仍按照正常顺序接种。

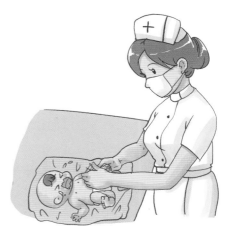

新生儿就医指南与用药指导

每一位妈妈都希望自己的孩子能够健康成长，然而新生儿总是格外柔弱，稍有不慎就会患病。对于家长来说，掌握宝宝的就医和用药知识，十分必要。

带宝宝去看病的要点

首先，家长应掌握判断宝宝生病的基本方法。如果宝宝出现以下症状，则表示可能生病了，需要看医生：

◆ 眼部分泌物多，将上下眼睑粘连在一起　　◆ 长时间不明原因地哭闹

◆ 鼻塞已影响了正常的吃奶和呼吸　　◆ 嗜睡，甚至昏迷不醒

◆ 口唇、唇周和皮肤苍白或青紫　　◆ 呼吸急促，精神不振

◆ 体温高于 38 摄氏度　　◆ 排便、排尿不正常

◆ 身体出现小米粒样的脓疱　　◆ 出现不明原因的腹痛、呕吐等

带宝宝就医流程图

准备证件：医保卡、就诊卡、病历本、保健手册

- - -> 准备宝宝用品：纸尿裤、替换衣物、毛巾、干湿纸巾、水杯和奶瓶、奶粉等（如果是以宝宝高烧为主要症状就诊，还需备退烧药和退热贴）

挂号就诊，必要时咨询导诊台 <- - - 回忆宝宝发病的时间、程度、症状、起因等，必要时用纸笔或手机记录

看医生，注意向医生客观、详细、准确地描述宝宝的病情，配合治疗

新生儿用药需知

新生儿的各个器官、系统尚未发育完全，特别是肝脏的解毒功能不完善，肾脏排泄功能也较为低下，因此，爸爸妈妈在给新生儿用药时，一定要谨慎。

● 仔细阅读说明书

在药物的说明书中，一般列有服用方法、用药禁忌、不良反应、药理作用、药物成分等内容，家长在给宝宝用药前，一定要仔细查看这些信息，如有疑问应及时向开药医师咨询。

● 谨遵医嘱用药

医生一般会根据宝宝发病的症状、体重等综合指标决定用药的剂量和种类，家长应谨遵医嘱给新生儿用药，切不可擅自改变用药量和用药次数，以免增加宝宝的身体负荷，引发不良反应。

● 观察宝宝的反应

有些药物会引起过敏反应，给宝宝喂药后，一定要密切观察宝宝的情况，一旦出现任何不适或不良反应，应尽快带宝宝去医院处理。另外，如果宝宝将吃下去的药吐出来，就不要再喂了，以免加重药量。

● 妥善保存药物

药物有很多种类，包括糖浆类、粉状制剂、胶丸等，家长在给孩子治病服药期间，应根据不同药物的特性选择正确的保存方法，另外，宝宝病愈后，最好不要把吃剩的药保存起来，以防下次吃的时候变质，损害宝宝的健康。

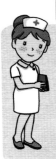

温馨提示：不同药物的服用方法

喂药粉时，在药粉中滴几滴水，用搅拌匙拌匀，然后用小匙紧贴宝宝的口腔内侧喂药；喂糖浆时，将药倒入小匙中，在宝宝张开嘴后，用小匙压住舌头，从舌根处慢慢灌入；喂药片，可先将其碾成碎末，然后放入等量白开水中，按照喂糖浆的方式喂药；如果喂胶丸，可先将其放在温水中泡软，再用消毒针扎一个孔，把滴液滴入宝宝口中。

5. 学会观察新生儿的健康状况

新生儿虽然不会说话，但家长可以自己通过观察他的一些日常表现判断其健康状况，做到早发现、早治疗。那么，到底怎么判断自己的宝宝是否健康呢？

响亮的啼哭声是健康的表现

宝宝的第一声啼哭很重要，这表明他的肺部已经张开，开始工作，能通过自己的呼吸进行气体交换了。医生可以通过宝宝的哭声大小衡量其成熟程度，一般足月产的宝宝哭声洪亮，早产的宝宝则哭声较小、另外，也能从新生儿的哭声中发现疾病，例如，有先天性心脏病的新生宝宝哭声小、细弱、低哑；有呼吸系统疾病的新生宝宝，因为呼吸急促、浅弱，哭声也是又小又弱的。如果妈妈发现宝宝的日常哭声不正常，就要注意了。

从睡眠看宝宝的健康状况

脱离母体后,新生儿作为一个独立的个体生活在全新的环境中,生活是有一定的规律的,特别是睡眠。良好的睡眠是保证新生儿体格及神经发育的必要条件。新生儿1日之内90%的时间都在睡觉，每天需要睡20小时以上，且不分昼夜。正常的新生儿睡眠状态是安静的，头部微汗、呼吸均匀而无声，有时面部会呈现出各种怪异表情。当新生儿患病时，睡眠就会呈现出多种异常情况。

◆睡前烦躁、易惊醒、入睡后全身干涩、面红、呼吸粗且快、脉搏快，预示着新生儿可能会发热。

◆睡眠不安,入睡后伴有口臭、气促、腹部胀满、口干、口唇发红、舌苔黄厚、大便干燥等,通常表示宝宝消化不良。

◆若宝宝在睡觉时哭闹不停、时常摇头或用手抓耳，或伴有发热，可能是患有外耳炎、中耳炎或湿疹。

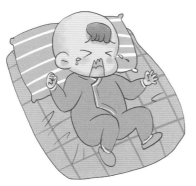

◆如果在仰卧睡觉时，宝宝的鼾声不止，张口呼吸，常常与扁桃体肥大影响呼吸有关。

◆如果宝宝在睡觉时，四肢抖动、睡眠不宁，可能是白天过于疲劳或精神受了过强的刺激、惊吓所引起的。

◆宝宝入睡后出现两颊及口唇发红，或手心、足心发热等症状，可能是阴虚肺热所致。

呼吸是判断宝宝健康与否的重要指标

新生儿肋间肌力量薄弱，与成年人相比，呼吸运动较为浅表，呼吸频率较快。正常新生儿安静状态下呼吸频率约为 40 次 / 分。新手妈妈可以通过观察宝宝的呼吸频率和呼吸动作判断其身体的健康状态。

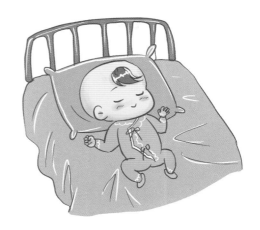

◆ 如果宝宝的呼吸频率加快，如发展到 60 次 / 分，甚至 80 次 / 分，说明宝宝有感染，可能是肺炎的征兆。

◆ 如果宝宝张口呼吸，嘴巴不并拢（鼻塞除外）、鼻翼扇动，则可以判断为呼吸加快，说明宝宝身体不适。

◆ 正常呼吸时宝宝的肋间或肋骨下面的尖突处是平的，如果出现凹陷，则可能生病了。

◆ 新生宝宝的呼吸主要以腹式呼吸为主，如果胸部也伴随有较大的起伏，即为不正常的表现。

观察宝宝的尿便

新生儿大小便的颜色、气味、次数等情况都可以反映他的健康状况。就大便来说，一般新生儿出生 24 小时内会排出颜色黑绿、黏稠、没有臭味的胎粪，随后 2 ~ 3 天会排出棕褐色的过渡便，以后就转为普通大便。母乳喂养儿每日排便 3 ~ 7 次，为黄色糊状便；人工喂养儿为淡黄或灰色便，便中可有奶瓣，每日 1 ~ 2 次。如果宝宝出现大便颜色异常，大便次数多，稀薄含有水分，酸臭味重等，可能是生病的前兆。

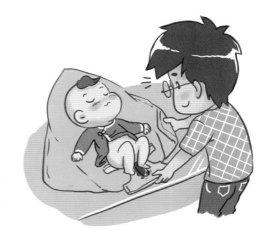

就小便而言，新生儿往往在生产过程中会排出第一次小便，出生后的第 1 天可能没有尿或者排尿 4 ~ 5 次，以后逐渐增加，一昼夜可能达 20 次，且尿量小，呈微黄色。如果宝宝出生后 48 小时都没有排尿，则要考虑有无泌尿系统障碍。

6. 了解新生儿哭闹

哭，是还不会说话的宝宝与大人之间的交流方式。在新生儿时期，宝宝除了睡觉、吃奶、排泄，最常见的就是哭了。宝宝哭闹的原因有很多种，具体来说，可分为生理性哭闹和病理性哭闹两大类，爸爸妈妈要学会解读宝宝的哭声，才能更好地照顾好新生儿。

生理性哭闹

宝宝的生理性哭闹声音抑扬顿挫，响亮而有节奏，哭而无泪，面色正常，每次哭的时间很短，一天大概能哭好几次。生理性哭闹通常是宝宝生理需求的体现，只要满足其需求，哭闹一般就会停止。

排尿或排便后 新生儿会在排尿或排便后出现短暂的哭闹，因为尿液和粪便的刺激会让宝宝感觉不适，通过哭声提醒大人该换尿布了。

饿了 如果宝宝没有排便和排尿，却哭闹不安，可能是饿了，此时妈妈可以把自己的手指放在宝宝的嘴角，若宝宝将头转向手指的方向，并做出寻找乳头吃奶的动作，就是饿了。

渴了 一般来说，母乳喂养的新生儿不需要额外补充水分，但是配方乳喂养的宝宝则会因为口渴而哭闹，此时，妈妈需要适当给宝宝喂水，一般两次喂奶的中间喂一次水即可。

困了 新生儿的睡眠时间很多，一般在困之前，如果没有给他一个安静舒适的睡眠环境，他就会哭闹，此时妈妈可以轻拍宝宝，帮助他快速入睡，并保持安静。

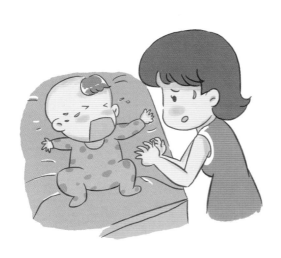

冷了或热了 天气变化、衣服和被子的厚薄等引起的冷、热也会让新生儿不舒适，从而引起生理性哭闹。妈妈应注意保持宝宝卧室温度在 25 摄氏度左右，给宝宝穿的衣物不要太厚，保证手心脚心微热即可。

孤独不安时 如果宝宝身边没有人陪他，或者醒来没有看到熟悉的妈妈，就会觉得孤单、寂寞，表现出不安和哭闹，此时妈妈给他一个舒适的怀抱，他就会立即安静下来。

病理性哭闹

新生儿哭闹有时候也是某些疾病的早期反映。如果你发现自己的宝宝哭闹时怎么都哄不好，而且表现得无精打采、食欲不振，这有可能是宝宝生病所导致的病理性哭闹。

鹅口疮 如果宝宝在吃奶时出现哭闹，常伴随流口涎，可能是患上了鹅口疮。

鼻塞 有鼻塞的新生儿因饥饿而哭，吃奶后立即停止，如果因鼻塞而影响呼吸，一定要停止新生儿的吸吮。

中耳炎、外耳道红肿 如果宝宝在吃奶时耳朵贴到妈妈身体或被牵拉时会哭闹，有可能是患上了耳部疾病。

皮肤疾病 当摩擦新生儿腋下、颈部、腹股沟处皮肤时，宝宝出现哭闹，可能是皮肤褶皱处发红引起的。

腹痛 引起腹痛的疾病包括肠套叠、急性阑尾炎、嵌顿性腹股沟疝、肠痉挛等，一般哭声尖锐。

泌尿道感染 如果新生儿患有尿道炎、膀胱炎等泌尿道感染的疾病，排尿时会大哭不止。

肛裂 新生儿排便时大便坚硬干燥，伴有鲜血，哭闹不止，疑为患上了肛裂。

佝偻病 患有佝偻病的宝宝多为夜间哭闹，易惊醒，伴随多汗和烦躁等。

疝气 有的男宝宝可能发生疝气，在哭的时候，生殖器会胀得鼓鼓的，需要及时就医。

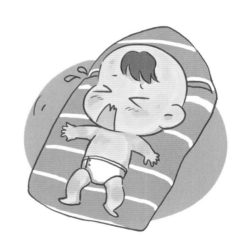

温馨提示：适量啼哭对宝宝有益

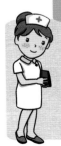

若非疾病原因，宝宝啼哭几声是没有害处的。婴儿期啼哭属于全身性的健康运动，可以加大肺活量，促进全身的血液循环和新陈代谢，对宝宝身心有益，不必过度担心。

7 新生儿常见不适与应对方法

很多新手爸妈在面对刚出生的宝宝时，难免手忙脚乱，遇到一些异常状况更是不知所措。但谁没有第一次，记住，把基本要做的记好，冷静地处理各种问题，宝宝很快就能恢复健康。

溢奶 / 吐奶

溢奶和吐奶是新生儿吃奶后很容易发生的症状。其中，溢奶是指喂奶后，宝宝无压力、无喷射性地从口边溢出或吐出少许奶汁，面色无改变，且吐后不啼哭；吐奶则是指喂奶后发生的一种较强烈的呕吐，量较多，宝宝通常表情痛苦，并出现伸脖子或者张口等动作。

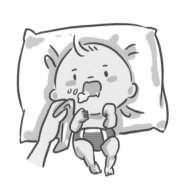

● 疾病解析

宝宝发生溢奶和吐奶主要与其胃部的生理特点有关。新生儿的胃呈水平位，胃容量小，食道末端的括约肌发育还不成熟，若遇上喂养不当，如喂食量过度、喂养姿势错误等，就会产生溢奶，这是正常生理现象，妈妈不必担心。但吐奶多因新生儿食管、胃、幽门等消化道不通畅，或出现功能障碍（如幽门痉挛等）所致。宝宝发生吐奶或溢奶后，若处理不当，或在喝奶时不小心奶水由食道逆流到咽喉部时，在吸气的瞬间误入气管时，就会发生呛奶。

● 防治与护理

　　◆使用奶嘴喂养的宝宝要注意奶嘴的大小，太小容易吸入空气，太大容易被呛着而引起剧烈的咳嗽。

　　◆喂奶时尽量抱起宝宝，让他的身体处于45度的倾斜状态，头部高一些，身体低一些。

　　◆当宝宝有吐奶症状时，要注意缩短每次喂奶的时间，使其肠胃慢慢消化吸收。

　　◆宝宝溢奶或吐奶时，及时将他的身体侧过来，让口内的奶从嘴角流出，并清理干净。

　　◆如果发现宝宝憋气不呼吸或脸色变暗时，表示吐出物可能已进入气管了，马上使其俯卧在大人膝上或床上，拍打其背部，使其能咳出。

　　◆对于奶水多的哺乳妈妈，喂奶时可将食指和中指以剪刀状卡住乳晕后面，防止宝宝一次吸入过多奶水，来不及吞咽而呛到。

新生儿黄疸

新生儿黄疸是指新生儿时期，由于胆红素代谢异常，引起血中胆红素水平升高，而出现的以皮肤、黏膜及巩膜黄染为特征的病症，是新生儿常见的临床病例之一。本病有生理性和病理性之分。

● 疾病解析

新生宝宝体内的红细胞多，被破坏后产生的胆红素多，而宝宝的肝脏功能尚不完善，参加胆红素代谢的转氨酶的量和活性均较差，使得胆红素到肝脏后变成结合胆红素并排出的过程受到了一定的影响，多余的胆红素只能跟着血液流动到宝宝的身体各处，反映到外部体征，就是使宝宝的皮肤和巩膜变成了黄色，称为黄疸。具体来说，黄疸可分为以下2种：

生理性黄疸	新生儿生理性黄疸是指单纯因胆红素代谢特点引起的暂时性黄疸。黄疸多在宝宝出生后2～3天开始出现，第4～6天达高峰，以后逐渐减轻。足月儿生理性黄疸一般在出生后2周消退，早产儿在出生后3～4周消退。黄疸程度一般不深，皮肤颜色呈淡黄色，常只限于面部和上半身，宝宝的一般情况良好，体温、食欲、大小便和生长发育正常。化验血清总胆红素（TSB）水平超过正常2毫克/分升，但小于12毫克/分升。
病理性黄疸	TSB水平超过12毫克/分升（足月儿）或15毫克/分升（早产儿），出生后24小时内出现的黄疸；每天TSB上升幅度大于5毫克/分升或每小时上升幅度大于0.5毫克/分升以及黄疸持续不消退等情况，都应考虑为病理性黄疸。病理性黄疸程度较重，常波及全身，且皮肤黏膜明显发黄，并伴有精神疲怠、少哭、少动、少吃、体温不稳定等异常情况。

● 防治与护理

◆做好新生儿检查，测试黄疸程度，及早预防和治疗。

◆勤开窗，通风换气，让自然光线射进室内，可有效缓解和改善生理性黄疸。

◆患有黄疸的新生儿，应让宝宝多进食，多排便，从而将体内的胆红素排出体外。

◆如果宝宝的大便成陶土色，应考虑病理性黄疸，应尽早就医，不可耽搁。

新生儿发热

新生儿正常肛温在 36.2 ~ 37.8 摄氏度，腋下温度为 36 ~ 37 摄氏度。当新生儿肛温超过 37.8 摄氏度，腋温超过 37 摄氏度时，即为发热。新生儿发热是机体对各种有害刺激的防御反应，对免疫系统有重要的刺激作用。

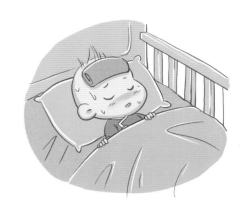

● 疾病解析

新生儿发热症状最为明显的一个特征就是体温升高，同时脸部会发红，伴随哭闹、不爱吃奶、两眼无神、精神状态不佳等。

目前新生儿发热的发病机制尚不完全清楚，通常认为是由产热和散热之间的复杂关系的紊乱造成的。由于新生儿体温调节中枢功能不完善，汗腺组织发育也不完善，特别是早产儿和出生不到 10 天的新生儿，调节能力较差，加之新生儿皮下脂肪薄，体表面积相对较大，体温易受周围环境温度影响。因此，在保暖过度、包裹过多，或在夏季室内温度过高时，即可引起新生儿体温上升。另外，某些疾病也会引起新生儿发热，特别是各种病原体引起的感染性疾病，如肺炎、脐炎、败血症、化脓性脑膜炎以及各种病毒感染性疾病等。

● 防治与护理

◆根据气候、室内温度随时增减宝宝的衣物，以宝宝面色正常、四肢温暖和不明显出汗为宜。

◆保持室内空气清新，经常开窗通风换气，减少宝宝呼吸道被感染的机会。

◆新生儿发热时应以物理降温为主，如果必须使用药物退热，一定要在医生指导下进行。

◆宝宝发热时，妈妈可以用湿毛巾擦他的前额、颈部、腋下、四肢及大腿根部，以促使皮肤散热。

◆当宝宝发热的时候，由于呼吸和出汗，身体会损失一部分水分，需及时补水。

◆发热期间很消耗体能，所以此时千万不要给宝宝洗澡。

◆一旦宝宝发热超过 39 摄氏度且持续一段时间后仍无退烧迹象，马上带宝宝就医。

新生儿肺炎

新生儿肺炎是新生儿时期常见的呼吸道感染疾病之一，以弥漫性肺部病变及不典型的临床表现为特点，四季均可发生，尤以冬春季多见。由于新生儿肺炎是一种危急重症，病死率较高，所以家长切不可掉以轻心。

● 疾病解析

新生儿肺炎开始并无特殊症状，仅表现为反应低下，哭声微弱，或不吃、不动、不哭，面色灰白，唇周、肢端发绀。体温不会有明显的升高，少数体质好的新生儿会发热，症状类似于感冒。如果病情加重，会使生理性黄疸加重，皮肤出现瘀点，并发败血症，呼吸浅短而急促，可达每分钟80～100次，鼻翼微有煽动，发绀明显，更严重的则会出现点头呼吸，甚至在唇缝间吐出泡沫，有并发脓胸的可能。

根据其发病的不同原因，可以将新生儿肺炎分为以下两类：

吸入性肺炎	**羊水吸入性肺炎**：胎儿在宫内或分娩过程中吸入大量羊水所致的肺炎，临床轻重与羊水吸入量的多少有关。
	胎粪吸入性肺炎：胎儿在宫内或产时吸入较多混有胎粪的羊水所致，以呼吸窘迫为主要临床表现，多见于足月儿或过期产儿。
	乳汁吸入性肺炎：乳汁在吞咽时被吸入呼吸道，引起窒息、呼吸困难等表现，肺部继发感染时与细菌性肺炎相似。
感染性肺炎	呼吸道感染病菌所致，可发生在产前、产时或产后，由细菌、病毒、霉菌等不同的病原体引起。

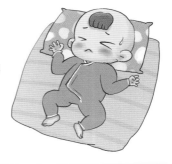

● 防治与护理

◆采用正确的哺乳姿势。喂奶后，最好竖着抱起宝宝，轻拍其背部，帮助宝宝排出胃里的空气，能有效降低宝宝患新生儿吸入性肺炎的风险。

◆保证良好的卫生环境，包括衣物清洁、喂养工具清洁等，减少宝宝被感染的机会。

◆经常为宝宝的房间通风换气，使空气流通，并保持安静、整洁的环境，让宝宝好好休息。

湿疹 / 尿布疹

新生儿湿疹是一种常见的过敏性皮肤病，多见于过敏体质的宝宝。患有湿疹的宝宝起初皮肤发红、出现皮疹，继之皮肤脱屑。尿布疹则是在宝宝的臀部出现皮肤发红的现象，俗称"红屁股"。这两种疾病都是新生儿常见的皮肤病，需要细心呵护。

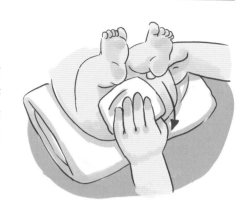

● 疾病解析

新生儿湿疹主要是宝宝对食入物、吸入物或接触物不耐受或过敏所致，在遇热、遇湿时都会使湿疹的病情加重。湿疹多发生在宝宝出生后的前3个月，6个月以后逐渐减轻，1～2岁以后大多数患儿逐渐自愈。湿疹多见于头面部，如额部、双颊、头顶部，以后逐渐蔓延至颌、颈、肩、背、臀、四肢，甚至可以泛发全身。

小宝宝臀部的皮肤非常薄嫩，尤其是新生儿，由于经常受到尿、便刺激，加上大人经常比较用力地擦拭局部等，很容易出现尿布疹。尿布疹常见于尿布覆盖的部位，是新生儿常见的一种皮肤炎症，主要表现为臀红、皮肤上有红色斑点状疹子，甚至溃烂渗水。对于出现尿布疹的宝宝，家长应注意给宝宝勤换尿布，并注意臀部清洁和干燥。

● 防治与护理

◆保持宝宝的皮肤清洁干爽，尤其是臀部的皮肤，在便后应洗净擦干。

◆给宝宝洗澡的用清水即可，切勿添加含香精或碱性重的沐浴产品，洗完后可以擦上适量爽身粉和护臀膏。

◆为宝宝选购纯棉材料、质地柔软的衣物和吸水性好的尿布，避免羊毛、丝、尼龙等材质刺激宝宝的皮肤。

◆及时为宝宝更换尿布，特别是在排尿后，要为宝宝擦干，并换上新的干净的尿布，减少不良刺激。

◆要经常留意宝宝周围的温度及湿度的变化，避免宝宝的皮肤受到过度刺激。

◆母乳喂养的新生儿如果不慎患上了湿疹，妈妈要注意避免摄入易引起过敏的食物，并保证饮食清淡。

◆要经常为宝宝修短指甲，减少皮肤被抓伤的机会，积极预防感染。

新生儿腹泻

腹泻对于成年人来说也许并不是什么大病，但是对于身体水分占体重近 80% 的新生儿来说，却是不可忽视的。新生儿的消化功能不成熟，发育又快，所需热量和营养物质多，一旦喂养或护理不当，就容易发生腹泻。爸爸妈妈要清楚造成宝宝腹泻的原因，并尽量避免人为因素。

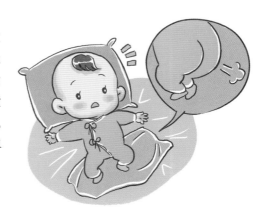

● 疾病解析

一般来说，母乳喂养的新生儿很少发生腹泻，这是因为母乳的营养成分比例恰当，适合新生儿的身体需要，而且其中含有多种抗体，能增强宝宝的免疫力，预防和减少腹泻的发生。人工喂养的新生儿，会因为配方奶粉放置时间过长变质，或食具消毒不严格而造成消化道感染，引发腹泻。另外，气温骤变、配方乳冲配不当以及对牛奶过敏等也会引发新生儿消化道功能紊乱，导致腹泻。

轻度的腹泻，大便为黄绿色，可带有少量黏液，有酸臭味，呈薄糊状，每天大便在 10 次以下。如果大便次数超过 10 次，症状就会加重，出现明显脱水，宝宝哭声低微、体重锐减、尿少等，如果不及时治疗还会出现体内水、电解质紊乱，酸中毒等严重症状，危害宝宝的生命健康。因此，新生儿发生腹泻时，切不可轻视，要及时治疗。

● 防治与护理

◆哺乳妈妈在喂奶前后要保证乳头的清洁，可用温开水清洗干净，再哺喂宝宝。

◆人工喂养的宝宝，在喂奶之前应将奶瓶、奶嘴等食具清洗干净，并高温消毒。

◆应经常清洗宝宝的小屁屁，勤换尿布和衣裤，保证卫生清洁，预防感染。

◆患腹泻的宝宝要注意腹部和下肢的保暖，同时让宝宝多休息。

◆如果宝宝腹泻症状比较严重，眼泪、小便都比平时要少，应及时就医，并在医生的指导和建议下采取补液治疗。

新生儿便秘

宝宝便秘是一种常见病症，一般是指婴儿超过3天不排大便，排出的大便又硬又干，甚至出现肛门损伤、出血等情况。一般来说，人工喂养的新生儿比母乳喂养的新生儿更容易发生便秘。

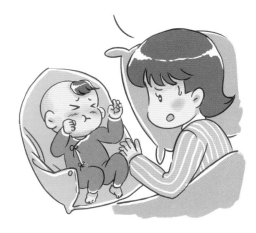

● 疾病解析

造成宝宝便秘的原因有很多，概括起来可以分为两大类，一类属功能性便秘，如配方乳中的酪蛋白过多，含糖量过少，或宝宝活动量过小等，这类便秘经过调理可以痊愈；另一类为先天性肠道畸形导致的便秘，这种便秘通过一般的调理是不能痊愈的，必须经外科手术矫治。绝大多数的婴儿便秘都是功能性的。

如果婴儿存在便秘，且大便表面带有少许血丝，则可能是硬性的大便损伤肛门所致，只要治好便秘，血便会自然消失。如果宝宝的大便通畅，不硬，也没有腹胀和呕吐等异常现象，精神和食欲良好，那么就算2～3天排1次便，也无妨。如果宝宝患顽固性便秘，自己调节无效，就需要去医院做进一步的检查了。

● 防治与护理

◆母乳喂养的新生儿如果发生便秘，可以适当增加喂母乳的次数和量，以免大便过少。

◆配方乳喂养的新生儿可以在两次喂奶之间，加喂适量白开水，避免大便干燥。

◆选用含低聚糖的配方奶粉，可以有效预防新生儿便秘。

◆用温水刺激宝宝的肛门，或者用手指轻轻按摩其肛门，以通便。

◆每天坚持给宝宝做被动体操，以增强腹肌的力量，有利于促进排便。

◆每天采用顺时针按摩宝宝的腹部，每次10～15分钟，每天2～3次。

◆适当增加宝宝的活动量，促进宝宝的肠胃蠕动，使大便更通畅。

◆哺乳妈妈要尽量少吃辛辣刺激的食物，以免造成宝宝消化不良，影响排便。

新生儿鹅口疮

出生不久的婴儿，常常会不明原因的哭闹、拒食。此时检查宝宝的口腔，往往可以发现舌头或颊部有成片的雪白色乳凝状的斑片，这在医学上称为鹅口疮，又叫"雪口"，是新生儿常见的一种口腔炎症。

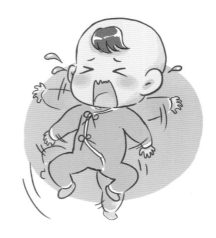

● **疾病解析**

鹅口疮多由产道感染或因哺乳时奶头不洁及污染的乳具感染而致，白色念珠菌是其主要的感染细菌。白色念珠菌在健康人皮肤表面、肠道、阴道寄生，事实上，在超过半数的成年人中，口腔中都有念珠菌的存在，但正常情况下并不致病。对于新生儿来说，由于其自身抵抗力低下，需要其他人照顾，通常会因为交叉感染白色念珠菌导致发生鹅口疮。

鹅口疮多发生在宝宝的口腔内舌、颊黏膜、上下唇内侧、齿龈、上颚等处，主要表现为牙龈、颊黏膜或口唇内侧等处出现乳白色奶块样的物体，呈斑点状或斑片状分布。初起时常在舌面上出现白色斑膜，继而蔓延到牙龈和颊外，发病处有斑片白膜，周围黏膜充血。发病时口腔有灼热刺疼和干燥感，部分患儿伴有低烧的症状。严重时斑膜可波及咽喉、气管或肠道黏膜，有时可引起发热、呼吸困难或腹泻。患有此病的宝宝因喝奶时会有刺痛感，因此经常哭闹不安或不愿意吃奶。

● **防治与护理**

◆在分娩时，非必要不使用抗生素，否则会加大宝宝感染鹅口疮的概率。

◆在喂奶前后要保持乳房的清洁，避免宝宝口腔感染细菌。

◆宝宝的玩具、毛巾、奶瓶、奶嘴、尿布等亲密接触的物品，要及时清洁和消毒。

◆在宝宝每次喝完奶之后或早晚起床后、就寝前，用干净的纱布沾水，轻轻擦拭口腔内壁及牙床，保证口腔清洁卫生。

◆切忌挑破宝宝的口腔黏膜，以免细菌侵入，造成局部化脓，引起败血症等。

新生儿窒息 / 猝死

新生儿窒息是指由于产前、产时或产后的各种病因，使胎儿缺氧而发生宫内窘迫或娩出过程中发生呼吸、循环障碍，导致生后 1 分钟内无自主呼吸或未能建立规律呼吸，以低氧血症、高碳酸血症和酸中毒为主要病理生理改变的疾病；猝死则指突然死亡。新生儿窒息和猝死多与家长护理不当有关。

● 疾病解析

新生儿窒息是宝宝出生后常见的紧急情况，必须积极抢救和正确处理，以降低新生儿死亡率及预防远期后遗症。

新生儿猝死又被称为"摇篮死"，因为大部分猝死发生在宝宝入睡期间，通常在晚上 10 点到早上 10 点。导致新生儿猝死的高危因素包括父母一方或看护人员吸烟，新生儿趴着睡觉，新生儿为早产儿或低体重儿，睡觉时过热，睡觉的地方过软，母亲在怀孕期间吸烟或滥用药物，以及母亲怀孕时年龄过小等。

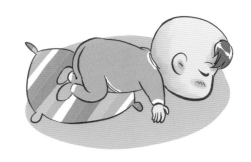

● 防治与护理

◆从怀孕时起，孕妈妈就要做好孕期保健，避免滥用药物，以免对宝宝的健康发育不利，加大出生后发生窒息、猝死等的风险。

◆加强胎儿监护，避免和及时纠正宫内缺氧，减少新生儿窒息发生的可能性。

◆给宝宝准备专门的单人婴儿床，床上只放置必要的床上用品，不要放毛绒玩具、多余的毛毯、被褥等可能掩住宝宝口鼻的物品。

◆给宝宝营造温馨、健康的睡眠环境，避免吸烟给宝宝造成无形的伤害。

◆新生儿睡觉时应采用仰卧的姿势，避免趴着睡，以免发生窒息，引起死亡。

◆如果宝宝出现呼吸停止、脸色苍白或发青、身体发软、需要抢救的情况，应及时送往医院，避免发生猝死等。

擦伤出血

擦伤、出血是常见的意外事故之一。如果宝宝不小心擦伤了、流血了，妈妈要学会给他消毒和护理。一般来说，皮肤擦伤后会出现局部红肿、青紫、疼痛，此时妈妈可以用温开水帮宝宝把伤口清洗干净，然后在患处涂抹适量碘酒，几天后便会自行愈合。对于青紫、肿胀面积较大的擦伤，建议先用毛巾浸冷水湿敷，24～48小时后再改用温开水热湿敷。也可以用消炎止痛药膏涂抹在患处，注意不要用手揉搓，以免弄破无裂伤的皮肤，加重损伤。

● 出血诊断

皮肤擦伤后除了疼痛和伤口破裂外，还可能会出血，出血分为以下3种情况，家长可自行辨别：

动脉出血	出血颜色鲜红而且不易停止，常见于严重的外伤，此种情况比较危险，必须立即止血。
静脉出血	出血持续、缓慢、颜色暗红，常见于撕裂伤或切割伤，一般比动脉出血容易控制。
毛细血管出血	呈小点状的红色血液，从伤口表面一滴一滴向外渗，看不见明显的血管出血，一般会自行凝结停止。

● 防治与护理

◆指压法。即用手指或者止血带用力按压伤口处5～10分钟进行止血。如果采取指压法或者包扎法都不能起到有效止血的作用，家长应紧扎宝宝的伤口，抬高伤部，迅速送往医院治疗。

◆包扎法。即用消毒纱布或者干净手帕直接压在伤口处，再用绷带或者毛巾包扎止血。

三、新生儿日常照护

宝宝的到来，带来了欢乐与幸福，而在这个全新的生命阶段里，许多生活上的事情、突发小状况都等待着你与宝宝一起初体验。怎样抱宝宝，怎样帮宝宝洗澡、换尿布，或许你从未接触过，但只要你多用心，慢慢地你就会习惯了。

1. 学会抱新生宝宝

看着躺在婴儿床上的小宝宝，年轻的父母往往会手足无措，不知道该如何抱起这个娇弱的身体。而宝宝乍然离开柔软舒适的子宫，面对陌生的世界也会表现得惊慌不适，渴望温暖的怀抱。因此，对于新爸新妈来说，宝宝出生以后，最重要的课程之一就是学会怎么抱宝宝，让他在自己的怀抱里感觉安全、放松。

抱新生儿的方法

新生儿的头占全身长的 1/4，且新生儿的颈肌还没有完全发育，颈部肌肉无力，如果竖抱宝宝，宝宝头的重量全部压在颈椎上，会对宝宝脊椎造成损伤。这些损伤当时不易发现，但可能影响孩子将来的生长发育。因此，要横抱新生儿，不宜竖抱。

当你准备抱起宝宝时，可先用眼神或说话声音逗引，吸引他的注意，一边逗引，一边一只手轻轻地放到宝宝的头下，用手掌包住整个头部、并手腕托住宝宝的颈部。稳定住头部后，再把另一只手伸到宝宝的屁股下面，包住宝宝的整个小屁屁，力量集中在两个手腕上。此时，新妈妈可用腰部和手部力量配合，托起新生儿，再转成手托法或腕抱法。

● 手托法

用右手托住宝宝的背、脖子、头，左手托住他的小屁股和腰。这一方法较多用于把宝宝从床上抱起和放下。

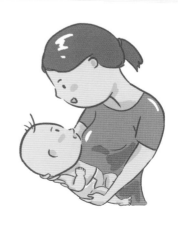

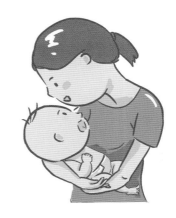

● 腕抱法

将宝宝的头放在右臂弯里，肘部护着宝宝的头，右腕和右手护背和腰部，左小臂从宝宝身上伸过护着宝宝的腿部，左手托着宝宝的屁股和腰部。这一方法是常用的姿势。

抱新生儿的注意事项

抱宝宝之前，妈妈应洗净双手，摘掉手上的戒指，以免划伤宝宝娇嫩的肌肤，并待双手温暖后，再抱宝宝。

抱宝宝时，妈妈应当始终微笑地注视着宝宝的眼睛，动作要轻柔，不要太快、太猛，即使在宝宝哭闹时，也不要慌乱。多数宝宝喜欢妈妈用平稳的方式抱着自己，这使他们感到安全和舒适。

抱宝宝时，要经常留意他的手、脚以及背部姿势是否自然、舒适，避免宝宝的手、脚被折到、压到、背部脊椎向后翻倒等，给宝宝造成伤害。

抱宝宝时，应尽量将他的头部放在自己身体的左侧，并有意识地让宝宝的耳朵贴近心跳处，让他能听到心跳的节律。由于宝宝在母体内习惯了母亲的心跳，出生后让他再听到这样熟悉的声音便能产生一种亲切感，很容易适应这种情境，而使情绪平静下来。

与宝宝交流。父母要同宝宝说话、唱歌，用眼睛温柔地注视宝宝，轻轻地抚摸宝宝，与宝宝有身体的接触。这种感情交流，对孩子的大脑发育、精神发育以及身体生长都有着极大的好处。

不要久抱新生儿。妈妈在抱宝宝时，最好能建立起"经常抱、抱不长"的态度。也就是说，经常抱抱宝宝，每次抱 3 ~ 5 分钟即可，让宝宝感受到你对他的关爱，使他有安全感。千万不要一抱就抱很久，甚至睡着了还抱在身上，这样会养成宝宝不抱就哭的不良习惯，也对宝宝正常的生长发育不利。

不要摇晃宝宝。宝宝哭闹、睡觉或醒来的时候，妈妈都会习惯性地抱着宝宝摇晃，以为这样是宝宝最想要的。但是，你很难掌握摇晃的力度，如果力度过大，很可能给宝宝头部、眼球等部位带来伤害，而且你也会感到手臂特别地酸疼。

2. 掌握新生儿的测量方法

身长、体重、头围、胸围可直接反映宝宝的生长发育情况，而呼吸、体温则可以作为宝宝生理状况的判断指标。因此，作为新手爸妈，想要了解宝宝健康状况，不可不知这些测量方法。

身长测量

身长，即我们平常所说的身高，是体型特征中最重要的指标之一。正确的测量方法是获得宝宝身长增长数据的前提，也是及时掌握宝宝生长发育情况的重要手段。

Step 1

准备一块硬纸板（硬纸板约长 120 厘米），将硬纸板铺于木板床上或靠近墙边的地板上。

Step 2

然后脱掉宝宝鞋袜、帽子、外衣裤和尿布，让宝宝仰卧在硬纸板上，四肢并拢并伸直，使宝宝的两耳位于同一水平线上，身体与两耳水平线垂直。

Step 3

用书本固定宝宝头部并与地板（床板）垂直，在硬纸板上画线标记。

Step 4

用一只手握住宝宝两膝，使两下肢互相接触并贴紧硬纸板，再用书抵住宝宝的脚板，使之垂直于地板（床板），在硬纸板上画线标记。

Step 5

用皮尺量取硬纸板上两条画线之间的距离，即为宝宝的身长。

体重测量

体重增长是衡量婴幼儿营养状态和体格发育的重要指标之一，体重过轻或过重都是不健康的表现。婴幼儿体重测量较为简单，可用小包被将宝宝兜住，称重，然后减去小包被及包括尿布在内的一切衣物重量，即为宝宝体重。此外，还可让家长抱着宝宝站在体重秤上称体重，再减去大人的体重和宝宝所穿的衣物重量，即为宝宝体重。

头围测量

用一条软尺，前面经过宝宝的眉间，后面经过枕骨粗隆最高处（后脑勺最突出的一点）绕头一周所得的数据即是头围大小。量时软尺应紧贴皮肤，注意尺不要打折，长发者应先将头发在软尺经过处向上下分开。

胸围测量

宝宝的胸围与生长发育相关。测量时应用软皮尺，并注意室内温度的控制，以免宝宝着凉。脱掉宝宝的上衣，将软皮尺经宝宝两乳头平行绕一周读取数值，精确到 0.1 厘米，即为宝宝的胸围。

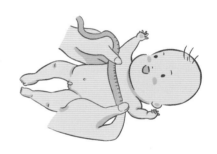

呼吸测量

在宝宝安静状态下进行宝宝的呼吸测量，最好与脉搏测量同时进行。测量时一般采用计数法，即数宝宝胸、腹起伏的次数。如果宝宝呼吸比较浅，不易计数，可将轻棉线放在宝宝的鼻孔处，棉线被吹动的次数即为宝宝呼吸的次数。测量时除了要观察宝宝的呼吸次数外，还要观察其呼吸是否规律、深浅度如何、有无异味、有无鼻翼扇动或发紫等情况，这些都是判断宝宝呼吸是否健康的重要标志。

体温测量

通过定时测量宝宝体温，新手爸妈可及时了解宝宝的健康状况。由于体表温度易受气温、穿戴衣物等影响，因此，一般测量宝宝体内温度。常用方法包括：耳探、口探、腋窝探及肛探。给新生儿测体温宜采取腋下、颈部、肛门内测温法或新式红外线探头测耳温。肛门测温虽较皮肤测温为合适，但常引起宝宝哭闹，一般不用。此处以腋窝测温为例，介绍如何帮宝宝量体温：松开新生儿衣服露出腋窝，把体温表水银端或电子体温计金属端放在腋窝中央，将同侧手臂靠近躯干挟紧体温表，持续 5 分钟，取回观察读数即可测出宝宝体温。

给新生宝宝准备日常用品

　　面对市面上种类繁多的婴儿用品，即使看了很多攻略，相信新妈妈多少也会有点迷茫。哪些东西才是宝宝所必需的？哪些物品其实是"鸡肋"？下面列举的宝宝衣物、尿布用品、护理用品等都是宝宝所必需的，新妈妈可以根据自己的实际需要进行选择。

新生宝宝用品清单		
衣物	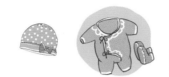	开襟内衣、外套分别准备3套左右。宝宝长得快，可以到时候再买。其他物品如袜子、帽子等够用即可，不用准备太多
尿布用品	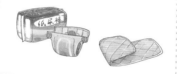	纸尿片和布尿片都可以准备一些，新生儿纸尿裤一般买1包即可。隔尿垫一大一小各准备1条即可，最好选用纯棉的
喂养用品	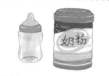	奶瓶备2个，一大一小。如果选择塑料奶瓶，应避免选用PPSU材质的。奶粉备一小罐即可
清洁用品		棉柔巾属于快消品，可以多备几盒。清洁液如奶瓶洗液、婴儿洗衣液等可各准备一瓶
护理用品	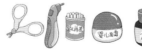	婴儿指甲剪、棉签、面霜、消毒药品、消毒棉等，关系到宝宝健康，必不可少
沐浴用品		塑料浴盆注意材质，避免选择有毒塑料盆。给新生儿准备洗澡必备的吊床。可以选用吸水性较好，柔软的纱布浴巾
寝具		选择栏杆能上下调节、护栏高度不低于55厘米的婴儿床。床单、被褥等以浅色纯棉的，大小、厚度合适的为佳

4. 新生宝宝的身体保养

尽管新生宝宝没有我们想象中的娇弱，但也因为其身体发育不完善，容易受外界环境的影响而出现各种不适。因此，对新生儿的护理不可小视。新生儿护理的基础工作就是做好身体护理。

囟门护理

平时在照顾宝宝时，不要用力触碰宝宝的囟门。避免挤压或撞击宝宝的头顶部，尤其应避免尖锐的东西刺伤前囟门。如果不慎擦破了宝宝的头皮，应立即用酒精棉球消毒，以防止感染。由于囟门处容易堆积污垢，所以也是需要定期清洗的。囟门的清洗可在洗澡时进行，用宝宝专用洗发液轻柔一会儿，然后用清水冲净即可。如果囟门处有胎垢，可在宝宝睡觉时涂抹适量的润肤露或橄榄油以软化胎垢，待其自行脱落即可。

眼睛护理

经自然分娩的宝宝，分娩过程中通常会有分泌物侵入眼内，出现眼睑水肿、眼睛发红等现象，在医院里医生都会给予处理。回家后，新妈妈除了要在医生的指导下护理宝宝的眼睛，还需要注意宝宝眼部的清洁。给新生儿清洗眼部的时候，先把纱布巾在温水里沾湿，再挤干水分，由内侧向眼外角两侧轻轻擦拭，擦时需在宝宝闭眼时进行。擦洗完一只眼睛后，清洗纱布巾再擦洗另一只眼睛。如果发现宝宝的眼屎多或结膜充血，最好及时就医，经医生许可后，可在宝宝内侧眼角处滴入 1 ~ 2 滴眼药水。

鼻腔护理

新生儿只能使用鼻子进行呼吸，如果鼻子被堵住就会阻碍呼吸，严重的可能造成呼吸困难。所以，父母要经常观察新生儿的鼻孔，及时为他清理鼻垢和鼻涕。清理时用手将宝宝的头部固定好，用婴儿棉签在鼻腔里轻轻转动以清除污物，但不要探入过深，动作要轻柔。遇到固结的鼻垢和鼻涕，不可硬拨、硬扯，可滴入 1 滴淡盐水将鼻垢软化后取出，在操作过程中切不可碰伤孩子的鼻腔黏膜。

耳朵护理

使用质地柔软的小毛巾对新生儿耳廓的外侧及内面进行擦拭。如果新生儿因溢奶致使耳部被污染时，父母要及时用棉球蘸适量温开水将其擦干净。千万不要轻易对新生儿的耳垢进行清理，以免伤到新生儿，而耳垢大多会自然排出耳外。

口腔护理

新生儿刚出生时，口腔内会有一定的分泌物出现，这是正常现象。出现此种情况，可以定时给婴儿喂一些温开水，用来清洁口腔中的分泌物，以保持口腔洁净。正常新生儿只需喂奶后擦净口唇、嘴角、颌下的奶渍，保持皮肤黏膜干净清爽即可。

脐部护理

新生儿的脐带被剪断之后颜色会逐渐地变深，伤口也会慢慢地愈合。大概在 1～2 周内，脐带就会自然脱落。在给宝宝护理脐带的时候，妈妈需要遵循以下原则。

观察脐带是否出血 宝宝出生后脐带被结扎的 24 小时候内，家长要仔细观察脐带是否有出血现象，若脐带的纱布上有少量血渍不必惊慌，若纱布被染红则需及时通知医生重新包扎。

不要让脐带沾水 脐带没有脱落之前，给宝宝洗澡的时候避免让宝宝脐部沾到水，如果不小心把宝宝脐带的部位弄湿，要及时用干净的棉签把水分吸干，然后再进行脐带护理。

每天给脐带消毒 给宝宝洗澡之后，要用棉签蘸取浓度为 75% 的酒精给宝宝消毒，消毒的时候棉签最好沿着脐带底部旋转，轻轻擦拭。

不要摩擦到宝宝的脐带 在脐带伤口还没有复原的时候，给宝宝穿衣服和尿片时要特别注意，不要摩擦到宝宝的脐带，最好把尿片穿在宝宝肚脐眼的下面，避免摩擦出现红肿发炎的状况。

皮肤护理

新生儿的皮肤尚未完全发育，肤质还无法自我实现酸碱平衡，且多数宝宝都会出现生理性脱皮，仔细护理新生儿皮肤尤为重要。

保持皮肤滋润 新生儿的皮肤问题，如蜕皮、干裂、湿疹等，大都是因为过于干燥引起的，所以妈妈要为宝宝做好保湿的工作。每次洗澡过后可为宝宝全身涂抹一遍婴儿油，以防止皮肤水分的流失。此外，若是室内开了空调，则最好在房内再添置一台加湿器，以增加房间的湿度。

选择纯天然无添加的护肤品 为宝宝挑选合适的护肤品非常重要。宝宝用的护肤品一定要是无化学成分、纯天然的婴儿专用护肤品，以免刺激宝宝的肌肤。此外，在购买时，要注意查看产品的生产许可证号、标准号、卫生许可证号等信息是否齐全。

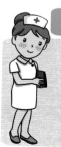

温馨提示：正常的生理现象无需特别处理

新生儿红斑、胎脂、粟粒疹、生理性脱皮以及皮肤变黄都属于正常的生理现象，新手爸妈应正确对待，一般会自行消退，无需治疗，也不要自行给宝宝用药。

5. 重视宝宝的睡眠，创造安睡环境

宝宝出生以后，几乎大部分时间都会在睡眠中度过。好的睡眠可以促进宝宝的食欲和生长发育，让宝宝健康地长大。那么，新手爸妈应该如何做，才能让宝宝睡得更香呢？

从出生开始，让宝宝睡小床

婴儿出生后到底应该单独睡小床，还是和妈妈睡一起呢？这个问题每个人看法都不一样，有些人觉得婴儿单独睡，大人不会影响孩子睡得更好；有些人觉得婴儿和妈妈一起睡有安全感睡得好。

母婴同床比较符合中国传统的育儿观念，这的确更方便妈妈夜间哺喂、照顾宝宝。但就宝宝的安全、母婴的睡眠质量和日后的睡眠习惯来说，母婴同房不同床更好。从宝宝出生起，新妈妈可以将宝宝的小床放在父母大床的旁边，让宝宝能够听见熟悉的声音，知道父母就在附近，这样不仅能给宝宝安全感，还便于父母照顾孩子。在宝宝入睡后，把宝宝放入小床睡。

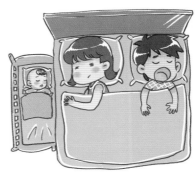

温馨提示：新生儿惊跳反应不必担心

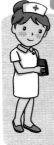

很多妈妈发现，新生儿处在浅睡眠状态时，声音、光亮、震动以及改变其体位都可能使宝宝出现惊跳现象。家长通常会以为宝宝受到了惊吓或胆子小。其实，这是一种正常生理性反应。新生儿出现惊跳现象，主要是因为其神经系统发育不完善，大脑皮层发育不成熟，中枢神经细胞兴奋性较高、受刺激易引起兴奋。一般在出生后3个月左右逐渐消失。

新生儿睡觉不宜开灯

睡眠时熄灯，意义就在于使眼球和睫状肌获得充分的休息，长期暴露在灯光下睡觉，光线对眼睛的刺激会持续不断，眼球和睫状肌便不能得到充分的休息。这对新生儿来说，极易造成视网膜的损害，影响其视力的正常发育。而且长期开灯睡觉，也难以让宝宝分辨昼夜节律，造成日夜颠倒。如果是为了方便照顾宝宝，可以开一个光线柔和的小壁灯。

不要给新生儿用枕头

新生儿的脊柱尚未形成生理弯曲。当宝宝平躺的时候，其背和后脑勺在同一平面上，不会造成肌肉紧绷状态而导致落枕。当宝宝能独立坐时，颈前曲才能真正形成，这时才需要枕枕头。如果给新生儿过早使用枕头，会造成颈部过度前倾，不利于保持宝宝呼吸的顺畅。如果新生儿有溢奶或吐奶的现象，可用折叠的毛巾或小枕头将宝贝的上半身略垫高一些，并让宝贝右侧睡，以防吐奶。

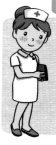

温馨提示：头型与枕头无关

目前，市面上出售的婴幼儿枕头品种繁多，很多枕头还宣传自己使用了高科技材料，能防止宝宝出现偏头、歪头，能让宝宝睡出好头型。这样的宣传让很多家长进入了误区。其实，宝宝的头型，并不是一个枕头能决定的，而在于经常改变睡姿，不要总让宝宝头部的固定位置受力。

穿盖适宜更易入眠

新生儿睡觉穿盖多少合适，是很多新手父母纠结的问题。穿得少了，担心宝宝着凉；穿多了，又担心捂着宝宝。如果是夜晚睡觉，给宝宝穿一件贴身内衣，用包被包裹后，盖上薄被或毛毯即可。根据天气情况，妈妈可调整被子的厚度以保证宝宝舒适的睡眠。另外，给宝宝盖被子时要注意，不要让被子压住宝宝的口鼻。

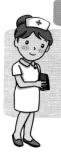

温馨提示：新生儿的被褥应单独准备

新生儿被褥宜选用质地柔软、保暖性好、颜色浅淡的棉布或软布制成。棉被不宜过厚过大，最好选方形被，用棉花和软布制成。

正确使用空调，营造舒适环境

空调能调节室内温度，对于新生儿来说，其调节体温能力弱，适宜的室内温度有利于他健康。新手父母在给宝宝使用空调时注意，温度不可过高或过低，保持室温26摄氏度即可，空调风不可直接对着宝宝吹。空调开启一段时间后，室温达到舒适程度，可以关闭空调。另外，父母还需要定期清洗空调，保证室内空气洁净。

调整宝宝的睡眠姿势

新生儿大部分时间都是在睡眠中度过的，睡姿直接影响新生儿的生长发育和身体健康。

新生儿的头颅骨缝还未完全闭合，如果始终或经常地向一个方向睡，可能会引起头颅变形，例如长期仰卧会使孩子头型扁平，长期侧卧会使孩子头型歪偏。

新生儿还不会自行更换睡姿，其睡姿主要由照顾人决定。新妈妈应该经常帮助新生儿变换体位，更换睡眠姿势，避免宝宝一侧睡眠时间过久，造成偏头。侧卧位睡眠，既对重要器官无过分地压迫，又利于肌肉放松，即使宝宝溢乳也不致呛入气管，是一种应该提倡的小儿睡眠姿势。不过新妈妈应让宝宝左侧卧与右侧卧交替睡，侧卧时不要把宝宝耳轮压向前方，否则耳轮经常受折叠也易变形。不过，如果宝宝天生头骨前后径比较大，脸型偏小，面部五官比较贴近，也不适合侧卧位。

另外，趴睡也是新生儿喜欢的睡姿。趴睡应该在有人照顾的情况下进行，且时间不宜过长。

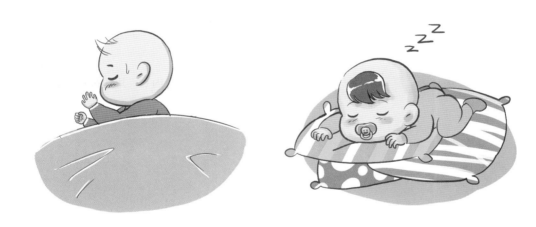

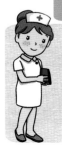

温馨提示：新生儿睡姿可自行选择

　　到底新生儿睡姿哪种最好，医学界目前没有给出唯一的标准答案。宝宝的睡姿可自行选择，不必固守于某一种，可以根据爸妈的喜好和宝宝的习惯或特殊需求来决定。不过请记住，宝宝睡觉时，需要大人随时照看，以确保宝宝的安全。

7. 宝宝夜啼的应对措施

有些新生儿白天表现正常，体检也不见异常，但一到了晚上却哭个不停。宝宝夜啼可能是宝宝肚子饿了、尿布湿了、室内空气差、过冷过热，这些都是生理性啼哭，是正常的，爸妈不用担心。另外，如果宝宝昼夜颠倒、有肠绞痛、胀气等不适时，也会出现夜啼。

宝宝昼夜颠倒

应培养宝宝有规律的生活作息，早晨早些唤醒宝宝，午睡时间适当调整，白天抽出时间多逗宝宝玩，充分的活动让宝宝有了倦意，晚上就能安安稳稳睡到天明。经过一段时间后，宝宝生活有规律就会白天兴奋晚上安眠。如果长时间调整收效甚微，可以求助儿童保健医生，寻求专业指导。

宝宝肚子胀气而引起啼哭

在喂奶后帮宝宝拍背排气，或擦一些含薄荷油成分的婴幼儿专用消胀气药膏。如果宝宝经常胀气，请考虑换一种配方奶粉，而哺喂母乳的妈妈则少吃一些产气食物(如豆类、豆浆、地瓜等)。

怀疑宝宝是肠绞痛

可以抱起宝宝，有规律地、轻轻地摇一摇，在宝宝小肚子上擦一些消胀气的药膏并按摩一下，或用温湿毛巾放在宝宝胃部、唱唱歌、洗个温水澡等，都可以有效舒缓宝宝的不适感。如果上述方法均不能奏效，请尽快就诊。

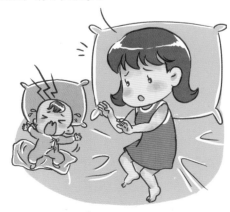

8. 新生宝宝衣物的选择

衣物穿戴在宝宝身上，是否舒适，宝宝并不会表达，全依赖妈妈的精明选择和细致观察。你知道新生儿衣物选购时应该注意哪些事项吗？新生儿衣物搭配又有哪些技巧？让我们一起学习，做一个贴心的好妈妈，保证宝宝每一天都穿得安全舒适。

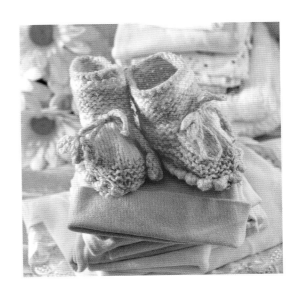

挑选新生宝宝衣物的方法

新生儿的贴身衣服、外套、帽子、袜子等的选购需要关注产品的标签、用料、颜色等。

一看标签 正规厂家生产的宝宝衣物，会详细标明衣物的一些基本信息，比如面料成分和含量、商品执行标准、洗护标签、产品安全类别和厂家信息。通过标签，我们可以对宝宝的衣物有个初步判断。一般，3周岁以下的婴幼儿服装必须标明"婴幼儿用品"（A类）。婴幼儿服装A类标准要求甲醛含量小于等于20毫克／千克。

二看面料 通过标签，我们可以知道宝宝衣物的面料是什么。婴儿皮肤嫩，容易过敏，所以在选择婴儿衣服材料时，最好选择纯棉的，一般来说，含棉量95%以上就算是纯棉了。纯棉衣物透气性好，容易吸汗，面料也柔软，不容易刺激宝宝娇嫩皮肤。尽量不要选择化纤类产品，比如涤纶、腈纶等，透气性不好，容易刺激宝宝皮肤，引起过敏。

三看颜色 选择宝宝衣物最好选择浅色、少印花的。颜色较深、较鲜艳的童装，在印染过程中会用到更多染料和助剂，贴身穿着时，可能会引起宝宝皮肤过敏和不适。深色衣物容易掉色，宝宝又很喜欢咬衣物，容易把染料吃进肚子里，对健康不利。

四看细节 看衣物做工是否细致，线头多不多，边缘是否平滑。一般新生儿的衣物上的标签和缝纫面都在衣服的外面，贴身穿的一面比较平滑。

五闻味道 购买宝宝衣物时一定要靠近鼻子闻一下，闻一闻衣服上是否有刺激性的气味，如霉味、汽油味等。如果有异味，则可能是服装生产过程中添加的化学物质残留引起甲醛超标，这类衣物一定要谨慎购买。

适合新生宝宝的衣物

除了基本方法外，在挑选宝宝的衣服、帽子、袜子时，也应具体问题具体分析，选择适合宝宝的衣物。

● **新生儿衣服的选择**

质地柔软、宽松、颜色浅的和尚服，蝴蝶衣，连体衣，开襟分体套装是新生儿衣服的较好选择。在选购时，还应注意，尽量不要买有衣领、戴帽子的衣服，衣服尺寸宜大一号。另外，分体套装的裤子，最好不要有松紧带，避免勒着宝宝，影响宝宝正常活动和内脏器官的正常发育。

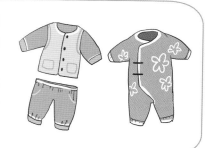

● **新生儿帽的选择**

新生儿的小脑袋皮肉细嫩，对气候变化适应能力差，要选戴质地轻盈、手感柔软、保温透气的帽子。新生儿帽最好选择无帽檐的，这样便于母亲抱和哺乳。同时，睡在摇篮和床上又能看到周围的东西。妈妈在购买新生儿帽时，还要注意帽子的尺寸，最好选择弹性较好的新生儿帽。

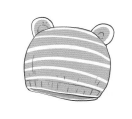

● **新生儿袜子选择**

新生儿袜子最好选择款式简单、印花织物少的。袜筒不宜过长，袜子的松紧口要宽一些，松紧适度。买回来的袜子翻过来，剪掉里面所有的线头，防止线头缠住脚趾引起血液循环不畅。

袜子的厚薄，新妈妈可以根据季节选择，但尽量选择纯棉袜。

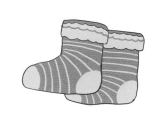

9. 新生儿衣物的存放与清洗

新生儿的衣物存放要注意什么？新生儿衣物一般怎么洗？怎样洗宝宝的衣服才是正确的？清洗新生儿衣服要注意哪些事项呢？

新生儿衣物的存放

新生儿的衣服一定要经过洗涤、干透后才能放回衣橱，不能把穿过的衣服和干净的衣服混在一起。新生儿的衣物最好与大人的衣物分开存放，且不要放在有樟脑丸的衣橱内。在衣橱内还应划分内衣区和外衣区，最好用干净的布袋收纳内衣以保持卫生。存放宝宝衣物的衣橱最好是实木材质的，实木衣橱透气性好，能保持衣物干燥、通风。

新生儿衣物的清洗

衣物的清洁与否直接关系着宝宝皮肤健康，新手爸妈不可小视。

买回来的衣物清洗后再用。清洗不但能避免灰尘等赃物，还可以洗掉制造过程中所添加的苯或荧光剂等化学成分。

宝宝的衣物应与大人的分开洗。成人活动范围广，衣物接触病菌的概率也大，再加上新生儿抵抗力较弱，容易受到感染，所以，成人衣物和新生儿衣物要分开洗。新生儿清洗衣服用的盆子要另外准备，不要与大人共用。

新生儿衣物宜手洗。洗衣机长期使用，容易滋生细菌，因此，新生儿的衣服最好用婴儿专用洗剂手洗。如果避免不了由洗衣机代劳，那就要定时用洗衣机清洁剂清洗内槽，以防细菌滋生。

宝宝的衣物根据情况分开洗。若宝宝衣物上有尿液、便渍，最好和其他衣物分开洗，以免污染其他衣物。

清洗过后的衣服，最好能晾晒在通风且有阳光的地方，一遍干透。阳光是天然的杀菌消毒剂，不但没有副作用，而且也不用经济投入。

10. 给新生宝宝穿衣服

宝宝身体柔软，且不会配合穿衣动作，易使新妈妈手忙脚乱。给宝宝穿衣也需要一些技巧。

在给宝宝穿上衣时，先将上衣打开铺在床上，再抱着宝宝放上去，依次将宝宝的胳膊放入袖子，将宝宝的小手拉出来，再系好带子或扣上扣子即可。

给宝宝穿裤子时，先把裤腿折叠成圆圈形，手从中穿过去后握住宝宝的足腕，将脚轻轻地拉过去，穿好两只裤腿之后抬起宝宝的腿，把裤子拉直，再抱起宝宝把裤腰提上去包住上衣即可。

给宝宝穿衣服时动作一定要轻柔，要顺着其肢体弯曲和活动的方向进行，不能生拉硬拽，以免伤到宝宝。

11. 给新生宝宝脱衣服的技巧

相较于给宝宝穿衣服，脱衣服则显得容易和轻松许多，不过新手爸妈也不可大意。掌握基本的脱衣服技巧和注意事项，不但能使你轻松、宝宝舒适，还可以避免伤害到宝宝。

给新生儿脱开襟上衣

将宝宝放在温暖、平整的台面或床上，解开扣子或衣服系带，一只手从肩部伸入袖子，握住宝宝的肘部，另一只手向外向下拉袖口，脱下这侧袖子。用同样的方法脱下另一侧袖子。再用一只手轻轻托起宝宝的头颈部，另一只手把压在宝宝身下的衣服拉出来，再轻轻放下宝宝的头颈部即可。

给新生儿脱裤子

将宝宝放在温暖、平整的台面或床上，解开裤子的系带，一只手轻轻托起宝宝的臀部，另一只手把裤腰向下拉至大腿以下，再轻轻放下宝宝的臀部。然后用一只手从裆部伸进裤腿，握住宝宝的膝盖处，另一只手向下拉裤脚，脱下这侧裤腿。用同样的方法脱下另一侧裤腿。

给宝宝脱连体衣时，先解开所有的扣子，再结合脱开襟上衣和裤子的方法脱下即可。

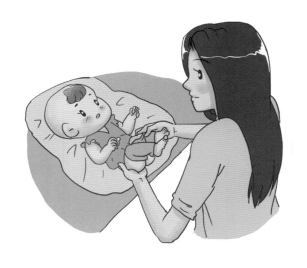

温馨提示：给宝宝脱衣服要注意保暖

如果是给宝宝换衣服，最好把干净的衣服准备好之后，再开始给宝宝脱衣服；如果不是因为太热而给宝宝减衣服，最好开启空调，待温度适宜后再给宝宝脱衣服，避免宝宝受凉。

12. 关注宝宝大小便

如果说身长、体重是宝宝生长发育中非常重要的两个基础性指标，那么大小便的状况就是宝宝身体健康的"晴雨表"，大小便的情况能够反映宝宝的消化系统问题。

新生儿出生后 12 小时开始排胎便，大多数宝宝会在 2 ~ 3 天内排完，胎便颜色为墨绿色，这是新生儿早期的正常大便。宝宝的胎便排完之后，随喂养方式不同，大便有所不同。

不同喂养方式下的正常大便

喂养方式 指标　　性状	母乳喂养下的大便	人工喂养下的大便	混合喂养下的大便
颜色	呈黄色或金黄色或偶尔微带绿色	呈淡黄色或土灰色	呈黄色或淡褐色
形状	软膏状、没有泡沫，但有时有奶块，且比较稀	比较干燥、粗糙，均匀硬膏状、常混有灰白色的奶瓣及蛋白凝块	稀糊状，质地比人工喂养宝宝的大便软
气味	有酸味，但不臭	常带有难闻的粪臭味	质软，有臭味
次数	每日排便 2 ~ 5 次，也有的宝宝每日 4 ~ 5 次，甚至 7 ~ 8 次	大多数宝宝每日排便 1 ~ 2 次	每日排便 1 ~ 3 次

相较于大便，小便的状况则简单得多。新生儿一般在出生后 24 小时内排尿，但也有部分宝宝会在分娩过程中就排出第 1 次尿，出生后的第 1 天里可能不再排尿。总体说来，出生头 3 天的宝宝，尿量很少，与胎便一起混在尿布上，的确不容易被发现。如果出生后 48 小时确实无尿，则要考虑有无泌尿系统畸形。

最初几天，新生儿的小便中常会有赭红色尿酸盐沉渣排出，染在尿布上看起来很像血迹。不必为此担忧，随着奶量的增加，尿量也会增加，红色的尿液会自行消失。由于新生儿的膀胱容量小，肾脏浓缩功能不成熟，随着奶量的增加，新生儿每日排尿可达 20 次左右。

宝宝新排出的小便无异味（也有说母乳宝宝新排出的小便有淡淡奶香），但在空气中存放片刻后，尿素分解就会释放出氨（臭）味。若宝宝的小便突然有明显臊味，可能与液体摄入量少、排汗量大等有关，可适当增加其饮水（奶）量，若无明显改善，需就医检查。

宝宝小便颜色主要与饮水（奶）量及排汗情况有关。通常，饮水（奶）量较多排汗较少时，尿量较多，颜色较浅；反之，颜色较深。正常情况下，清晨起来第一次小便的颜色相对深一些。

新生儿尿液颜色与健康

尿液颜色	健康状况
无色透明或浅黄色	健康
黄色	排除服用 B 族维生素的情况，主要考虑液体摄入不足，常见于人工喂养和混合喂养的宝宝。如果补充液体后仍无明显改善，应就医
浓茶色	常见于严重的新生儿黄疸、血红蛋白尿

多数情况下，宝宝的大便是正常的，然而，各种原因会导致宝宝排便出现异常情况。

异常的排便情况

大便性状	可能原因	对策
量多、次数多、绿色黏液状	饥饿性腹泻	足量喂养
大便稀，呈蛋花汤样，含有一些未消化的奶块，无黏液	消化不良	进行腹部按摩
大便恶臭，如臭鸡蛋味	进食过量或奶浓度过高，蛋白质摄入过量	适当限制奶量 1 ~ 2 次
大便带血	宝宝吞咽了妈妈乳头破溃流出的血液，或小肠黏膜受损，或肛裂，或腹泻	及早就医
粪便呈淡黄色，液状，量多，在尿布上或便盆中如油珠样可滑动	配方乳中脂肪过多	更换配方乳
排大便困难，大便非常干，呈颗粒状，往往几天才大便 1 次	便秘	适当改变喂养方式
大便呈水样，量多，且每天便 10 次以上	肠道病毒感染引起的腹泻	尽早就医

13. 尿布和纸尿裤的选择与使用

宝宝出生前，新妈妈就面临着宝宝尿布选择问题。给新生宝宝的尿布可以是布尿布，也可以是纸尿裤。二者各有优缺点，新妈妈不妨先做个对比，再决定吧。

布尿布 PK 纸尿裤

对比项	布尿布	纸尿裤
需要的数量	尿布至少准备 30 块	宝宝出生时准备 1 包，以后可根据需要随时购买
使用方法	尿布需要折叠成长方形或三角形后使用，折叠尿布比较麻烦	将腰部粘贴好，用食指将大腿根处的松紧边抒顺就可以了
丢弃	可以重复使用	一次性产品，不可重复使用
清洗	带小便和带大便的尿布要分开洗。先用清水浸泡 15 分钟（带大便的尿布要先将大便处理后浸泡），再加洗涤剂洗涤，洗完后在阳光下晾晒	一次性产品不用清洗和消毒，但已打开包装的纸尿裤，要收藏在干净的袋子里，防止细菌感染
选购	可购买婴儿专用尿布，也可用家里柔软、吸水性好的旧棉布、床单、衣服做尿布。颜色以白、浅黄、浅粉为宜，且尽量选择纯棉、纱布材质	超市就可以买到，比起布尿布方便，但价钱稍高。尽量选择表层材质触感好、柔软、超薄、合体，吸水性强，透气性好的纸尿裤
吸水性、锁水性、防水性	吸水性很强，而且随时吸收汗液，保持宝宝皮肤干爽，但它的锁水性和防水性差	集吸收、防水、锁水等多种功能于一身，但不能及时吸收汗液

温馨提示：尿布要勤换

不管是使用尿布，还是纸尿裤，都要及时帮宝宝更换。尤其是使用纸尿裤时，无论宝宝有无尿，每隔 2 ~ 3 小时都要换 1 次。如果宝宝有大小便拉在纸尿裤上，应马上更换。新妈妈不可用卫生纸代替尿布使用。

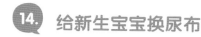

14. 给新生宝宝换尿布

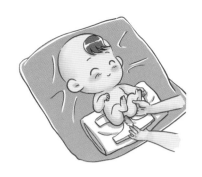

妈妈只需将手指从宝宝大腿根部探入便知道宝宝是否尿了。为了让换尿布过程更轻松，你可以先把需要用的物品，如干净的尿布、尿布桶、婴儿棉柔巾、护臀膏、温水等准备好。如果宝宝的衣物尿湿或弄脏了，还需要为宝宝准备干净衣物。下面简单介绍换尿布的方法。

Step 1

安置好宝宝。将宝宝平放在尿布台上或铺有垫子的床上。

Step 2

掀开尿布的前片，如尿布上仅有尿液，可一手握住宝宝脚部，一手将尿布前片干燥处由前向后轻轻擦拭外生殖器部位，将尿液沾干，再抬起臀部，把尿布撤出。如有粪便，一手握住宝宝脚部，将尿布折叠，包住粪便。之后，将棉柔巾蘸水，清洗宝宝外生殖器，并将臀部上的污物擦净，再用一片干净的棉柔巾沾上温水，从前至后清洗臀部。清净后，用干净的纱布擦干宝宝外生殖器部位和屁屁的水，大腿根部褶皱处的水也要擦干。

Step 3

将干净的尿布放在宝宝的屁屁下面，倘若是男宝宝，则可以在上面放一条尿布，以防宝宝突然大小便，之后可以让宝宝玩一下，将屁屁上的水晾干。

Step 4

给宝宝涂上护臀膏，将长方形尿布对折垫于臀部，兜过肛门、生殖器后覆于腹部，然后将尿布两头塞进松紧带后整理平整即可。

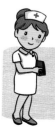

温馨提示：关注细节

无论是使用何种尿布，都不要包住宝宝的肚脐，以免尿液将肚脐打湿引起感染。另外，预防宝宝红屁屁最好的办法就是保持臀部的干燥。

15. 给新生宝宝洗澡

新生儿也是需要洗澡的。经常给宝宝洗澡，不仅能保证宝宝皮肤清洁，还可以加速血液循环，促进宝宝的生长发育，是每个父母都应该学会做的事情。

洗澡前的准备

给宝宝洗澡最好安排在喂奶前 1 ~ 2 小时或吃完奶后 1 小时后，提早打开空调，让室温保持在 26 摄氏度左右。准备好给宝宝洗澡需要的浴盆、浴巾、手帕巾、衣服、尿片、润肤露、棉签、75% 的酒精以及洗澡水。

具体方法

做好准备工作，接下来就要开始给宝宝洗澡了。先脱掉宝宝的外套，从脸开始洗起。

● 洗脸

让宝宝平躺在平台上，将手帕巾打湿并拧干，轻轻擦拭宝宝的面部，由内向外轻擦宝宝的眼睛。

● 洗头

用左肘部和腰部夹住宝宝的屁股，左手掌和左臂托住宝宝的头，大拇指和无名指分别按住宝宝两侧的耳洞，用右手慢慢清洗宝宝的头发。洗完后，拧干手帕巾，帮宝宝擦拭干头上的水。

● 洗身体

如果新生儿的脐带还未脱落，洗澡的时候应该分上下身来洗。先洗上身，采取和洗头一样的姿势，依次洗新生儿的颈、腋、前胸、后背、双臂和手；然后洗下身，把宝宝的头部靠在左肘窝，左手握住新生儿的左大腿，依次洗新生儿的阴部、臀部、大腿、小腿和脚。如果宝宝的脐带已经脱落了，可以在洗完头和脸之后直接将宝宝放在浴盆中，注意要用手抬住宝宝的头，成仰卧的姿态，由上而下洗完后，清洗宝宝的手指，再将宝宝改为伏靠的俯卧姿势，清洗背部及臀部肛门处。

● 擦干、涂润肤露

将宝宝放置在浴巾上，擦干身上的水分，再涂上润肤露，穿好衣服即可。无论宝宝的肚脐带是否已经脱落，应每天洗澡后清洁肚脐部位，用棉签蘸 75% 医用酒精，从肚脐中间由内往外打圈轻轻擦洗，重复 3 次，排除污物或血痂，保持肚脐部的干净清爽。

16. 新生儿洗澡注意事项

每时每刻，宝宝的皮肤都需要你的细心呵护。每一个细节，都需要妈妈的特别关注，比如洗澡前检查一下宝宝洗澡的水温，关注宝宝洗澡的沐浴用品等。

先倒冷水再加热水

宝宝皮肤娇嫩，为避免宝宝皮肤烫伤，给宝宝的洗澡水温应控制在 38 ～ 41 摄氏度。应先倒冷水再加热水，以免因为家长的疏忽，导致宝宝皮肤烫伤。为了更方便准备，妈妈也可以使用专门的水温计测试水温。

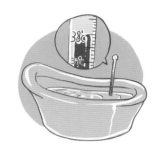

每次洗澡不要超过 10 分钟

给宝宝洗澡时，动作既要快，又要轻柔，每次洗澡不超过 10 分钟。

尽量少用清洁用品

新生儿皮肤娇嫩，洗澡时用温水清洗即可，即使是婴儿专用的无泪洗发精、沐浴液等也要少用。

宝宝不适合洗澡的情况

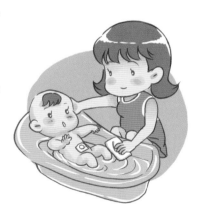

◆接种疫苗后 24 小时内不要给宝宝洗澡。

◆遇有频繁呕吐、腹泻时，暂时不要洗澡。

◆宝宝有皮肤损害，诸如脓疱疮、疖肿、烫伤、外伤等，不宜洗澡。

◆喂奶后不应马上洗澡。洗澡应在喂奶后 1 ～ 2 小时进行为宜。

◆低体重儿要慎重洗澡。低体重儿大多为早产儿，由于发育不成熟，生活能力低下，皮下脂肪薄，体温调节功能差，很容易受环境温度的变化出现体温波动。

17. 时常给宝宝做抚触操

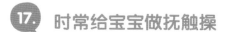

婴儿抚触又叫婴儿按摩，可刺激宝宝神经系统发育，利于宝宝智力开发，还可增强宝宝免疫力、增进亲子关系，是适合婴儿的保健法之一。新手爸妈可能知道给宝宝做抚触操好处多，但面对娇弱的宝宝，还是不清楚应该如何操作。下面就介绍几种抚触手法以供参考。

抚触前做好准备工作

婴儿抚触的目的主要是保障宝宝健康，为了达到更好的保健效果，并避免对宝宝健康造成损害，新手爸妈在给宝宝做抚触前需要注意以下几点：

◆抚触最好在婴儿沐浴后或喂奶 1 小时后进行。

◆选择舒适不被打扰的环境，确保房间干净清洁，房间温度适宜（约 26 摄氏度）。抚触时间不要太长（约 20 分钟）。

◆给宝宝做抚触前，新妈妈或新爸爸要洗干净双手，剪短指甲，并摘下手上的戒指、手表、手镯等可能会伤到宝宝的物品。

新生儿抚触动作指导

做好了准备工作，相信你已经迫不及待想试一试了，下面就跟我们一步一步学习，通过手掌的温柔抚触与宝宝进行交流吧。

脸部抚触

宝宝仰卧。抚触者在掌心涂抹适量婴儿油或润肤乳，用双手大拇指指腹从宝宝前额中心处，对称性地往外推压至太阳穴处；用双手拇指指腹自宝宝下巴、下颌处向外上滑动，划出一个微笑状。

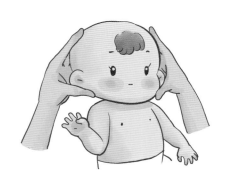

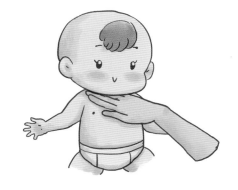

胸部抚触

宝宝仰卧。抚触者将右手食指和中指并拢，放在宝宝左侧肋缘，用指腹侧面向上滑向婴儿右肩肩峰，并避开宝宝的乳头，再返回左侧肋缘。左手以同样的手法向对侧进行，似在宝宝的胸部画一个大交叉。

155

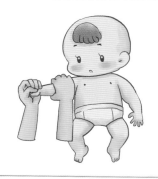

四肢抚触

宝宝仰卧。抚触者用一只手将宝宝的一侧上肢向上举起，另一只手握住宝宝胳膊根部，自胳膊根部经肘部至小手腕部轻轻握捏。用同样的方法抚触对侧上肢和下肢。

手部手掌抚触

宝宝仰卧。抚触者用双手拇指指腹交替自宝宝手掌根部抚摸至手掌心、手指末端，其余四指交替抚摸宝宝的手掌背面。用同样的手法抚触对侧手掌。

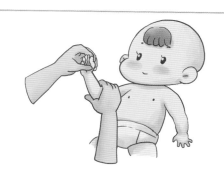

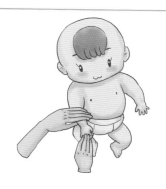

手部手指抚触

宝宝仰卧。抚触者用拇指、食指和中指捏住宝宝小手指根部，轻轻揉捏至指尖。同样的方法依次揉捏无名指、中指、食指和拇指。再用同样的方法揉捏宝宝对侧手指。

腹部抚触

宝宝仰卧。用双手指腹朝顺时针方向小心按摩，注意避开宝宝的肚脐。按摩时，也可以在宝宝左腹画英文字母"I"，右腹画倒着的英文字母"L"，最后再在整个腹部画一个倒着的"U"，取义为"I Love You"，妈妈可以同时说"我爱你"，增加与宝宝的情感交流，表达妈妈的关心和爱。

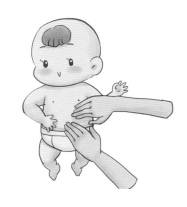

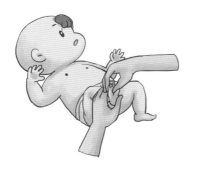

脚部脚掌抚触

宝宝仰卧。抚触者用双手拇指指腹交替自宝宝脚跟部按压至脚心、脚趾末端，其余四指交替抚摸宝宝的脚背面。用同样的手法抚摸对侧脚掌。

脚部脚趾抚触

宝宝仰卧。抚触者用拇指、食指和中指捏住宝宝小脚趾根部，轻轻揉捏至脚趾末端。同样的手法揉捏宝宝的其他脚趾。再用同样的手法揉捏对侧脚趾。

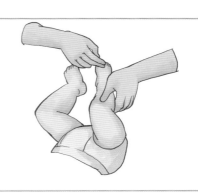

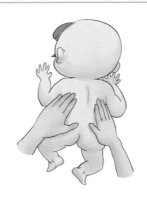

背部抚触

宝宝俯卧。抚触者将双手指腹并拢放在宝宝背部，以宝宝的脊椎为中线，抚触者双手与宝宝脊椎平行，自宝宝颈部向下抚摸宝宝背部两侧肌肉至其臀部。

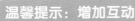

温馨提示：增加互动

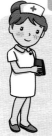

抚触过程中，不妨放一些轻音乐，同时配合轻柔的话语。开始做一个动作时，轻声细语地提醒宝宝接下来要做什么，如"妈妈要摸摸你的小肚子啰""再来给你捏捏小脚丫"……让抚触和语言相互配合，还能帮助宝宝更好地了解他身体的每个部分，刺激宝宝大脑的发育。另外，抚触时动作应轻柔，以免弄疼宝宝。

18. 摒弃错误的育儿经验

初为人母的新手妈妈,在育儿过程中都有自己的一套育儿经,然而面对长辈的育儿经验,难免有些不知所措。当长辈的意见碰上新手妈妈的看法,到底哪些育儿观念该认可,哪些又该反对呢?下面列举一些错误的育儿经验,以便新妈妈尽早避免。

给新生宝宝打"蜡烛包"

"蜡烛包"是传统育儿习俗中常见的一种婴儿包裹方法。把刚生下的婴儿两腿伸直,两臂紧贴在身体两侧,用被单紧紧包裹起来,然后再在外面用一根绳子扎紧。老人们认为这样不会让宝宝受凉,有助保暖,宝宝也可以睡得更安稳,不易受到惊吓,还可以防止罗圈腿的形成。

其实,这样的做法并没有任何的科学依据,反而会影响血液循环,阻碍宝宝四肢的发育。打"蜡烛包"使宝宝在寒冷季节因活动减少、产热减少而很容易导致硬肿症等寒冷损伤;或者因"蜡烛包"过紧过厚,在环境温度偏高时,又因散热不良而致体温过高,甚至导致宝宝突然死亡。"蜡烛包"危害甚多,如果要包裹新生儿,应用正确包襁褓的方法。

新生儿不知冷热,多穿点无碍

在老一辈人眼里,宝宝不知道冷热,即便天气暖和也想给宝宝多穿件衣服,以免着凉。然而,这样的关爱却反而会伤害到宝宝。新生儿的汗腺发育尚未完全,还不太会排汗,大人不容易察觉宝宝的冷暖,因此,经常误以为宝宝怕冷,而多穿了好

几件衣服,反而会使宝宝出汗,受寒。如果想判断宝宝穿得够不够,可经常摸摸宝宝颈部,如果颈部温热,表示衣服刚好;如果温度低,则需要给宝宝添加衣服;如果有汗,则应尽快给宝宝减衣服,并擦干身上的汗渍。

给新生宝宝枕硬枕头

在民间一直流传着给新生宝宝睡头型的习俗。老人们认为,在宝宝刚出生的时候就应为宝宝用小米等粮食做成一个小枕头,或直接用硬枕头让宝宝枕着睡觉,可以让宝宝的头骨长得更结实,头型也更好看。这同样也是没有科学依据的。新生儿大部分时候都是在睡眠中度过的,枕头会长时间伴随新生儿,若枕头过硬会使新生儿头皮血管受压,导致头部血液循环不畅。而且,在新生宝宝不断转动头部的时候,过硬的枕头还会把宝宝的头发蹭掉,形成"枕秃"。

宝宝3个月以前都是不需要用枕头的,3个月以后可以给宝宝选择大小高低合适的枕头,帮助宝宝睡出好头型,也让宝宝睡得更香甜。而且,宝宝在刚出生的头几个月内,头骨还未定型,头型可能会有一些异常,通常在1岁以后就变得不明显了。

给新生女宝宝挤乳头

新生儿刚出生时乳头多有肿胀及泌乳现象，有些老观念认为应该给女宝宝挤出乳汁，这样可以使肿胀的乳腺恢复正常，同时可以避免宝宝成人后出现乳头凹陷的情况，还能保证长大后妊娠哺乳时有乳汁分泌。这种观念是错误的。新生儿乳腺肿胀是正常的生理现象，一般出生后第 2～3 周就会自行消退，无需特别助理。而挤捏，不但不能纠正乳头凹陷，反而会引起新生儿乳腺炎。

经常亲宝宝

"亲宝宝"是多数大人对孩子爱的表达，然而，这背后可能就隐藏着对宝宝健康的威胁。成人口腔中有几百种细菌，其中约 5% 可能会危害健康。亲吻可传染超过 270 种细菌。新生宝宝的免疫系统还有待完善，亲吻很容易将大人身上的细菌传染给宝宝，给宝宝带来不必要的伤害，尤其是大人有皮肤疱疹、感冒、口腔疾病、腹泻等疾病或浓妆时更不应该亲吻宝宝。

给新生儿剃满月头

满月剃光头，是不少地方的习俗，觉得这样孩子长大后头发会粗黑亮丽。然而，事实并非如此。头发的生长周期一般是 2～5 年，然后进入休止期，逐渐萎缩、脱落。满月时剃的头，即便催生出了更粗的头发，这些粗发也早在三五岁就自然脱落了，并不能对成年后的头发有什么影响。

婴儿皮肤薄嫩，对刮剃刺激比较敏感，容易在剃头后出现局部发红。满月的宝宝也往往难以安静地配合剃头，万一扭动挣扎，还容易伤着孩子。

因此，满月头还是不要剃的好。

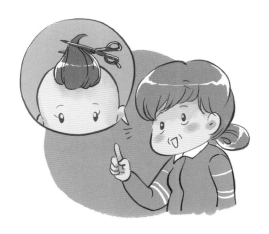

佩戴饰物保平安

宝宝出生后，家中长辈往往会送长命锁、手镯、脚镯等饰物给宝宝，一方面表达对宝宝的喜爱，另一方面认为这些饰物可保佑宝宝健康成长。然而，新生儿的皮肤非常娇嫩，所戴饰物会刺激摩擦局部皮肤，使皮肤受到损伤。一些低档首饰在造型上有尖、爪等，而且做工粗糙，有的接口不对位，有的毛坯打磨不光滑，容易刺激或刮伤皮肤。如果病菌侵入繁殖，还可能造成继发感染，引起全身性疾病。

因此，尽量不要给新生宝宝佩戴饰物。

159

四、新生儿营养与喂养指导

新生儿阶段是宝宝成长非常迅速的一个时期，期间，饮食营养是支撑其健康成长的关键要素。母乳是新生宝宝最健康、最理想的天然食品，每一位新妈妈都应坚持母乳喂养。当然，母乳不足时，就要考虑配方奶粉了。

1. 母乳是新生宝宝的理想食物

母乳中含有宝宝所需的全部营养物质，营养价值极高，是宝宝最理想的天然食物，有条件的新妈妈都应该坚持母乳喂养。

母乳便于宝宝消化、吸收

母乳中所含的蛋白质、脂肪、乳糖比例适当，而且适合宝宝消化和吸收。母乳中所含的优质蛋白质，有2/3是白蛋白，很容易被消化、吸收，而且不易引起宝宝过敏，还会降低宝宝以后患过敏性疾病的风险；母乳中所含脂肪球比牛奶中的小，所以也容易被消化。这些营养物质是宝宝大脑发育不可缺的原料，对宝宝的体格发育有着重要作用。

母乳含有免疫因子

母乳中含有丰富的免疫球蛋白，如细菌、病毒、过敏原免疫球蛋白，可以保护宝宝免受病菌的侵袭。母乳中还含有促进乳酸杆菌生长、抑制大肠杆菌、减少肠道感染的因子，对预防宝宝肠道或全身感染起到一定的作用。

母乳更卫生、更经济实惠

母乳的分泌可以随着宝宝的生长而增加，并且能够免受外界环境的污染，是一种纯天然的食物，宝宝可以放心吃。母乳喂养也十分方便，只要新妈妈乳汁分泌充足，随时都能喂养宝宝，而且母乳喂养成本较低。

母乳喂养有利于宝宝发育

哺乳过程中，母亲与宝宝之间的目光对视，也会引起双方强烈的情感交流，在这过程中，母爱的传递，会让宝宝感到更有安全感，而且会增加对母亲的信任感，这对宝宝以后的心理、行为发育等都有着重要的影响。哺乳过程中对宝宝各器官的刺激，都有利于宝宝智力开发。

母乳喂养有利于增进母婴感情

母乳喂养的过程中，需要经过肌肤接触，在接触的过程中，母亲对宝宝的触摸、亲吻以及身体的温暖等，都有利于建立起亲密的母婴关系，这在宝宝语言能力还未发育完全时，是很好的母婴交流方式。

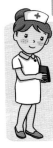

温馨提示：新妈妈要提高母乳质量

想要母乳满足宝宝生长发育的需求，前提是母乳的质量要跟上，若母乳质量低下，对宝宝来说也会因营养不良而影响发育。妈妈应该保证营养充足，多进食营养丰富的食物，不可因担心产后发胖而限制进食量，也不可偏食、挑食，摄入的食物种类要丰富多样。

吸吮母乳是新生宝宝的本能

吸吮乳头是宝宝天生就具备的一种本能，宝宝刚出生时，将东西放到其口中，就会有吸吮的动作。宝宝出生后也会有寻乳反射，就是当宝宝转头至受刺激侧，则张口寻找乳头。这个先天反射是宝宝出生后为获得食物、能量、养分而表现出的求生需求。所以，宝宝出生后，新妈妈可以让其尽早吸吮乳头，不要担心宝宝不会吸吮，当新妈妈将乳头放到宝宝嘴边时，宝宝会自然地张开嘴吸吮。

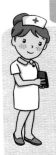

温馨提示：哺乳前不宜采用奶瓶喂养

虽然宝宝天生就会吸吮乳头，但对于打算采用母乳喂养的新妈妈而言，不宜在哺乳前先用奶瓶给宝宝喂糖水或者配方奶。因为这样容易使新生宝宝产生"乳头错觉"，认为奶瓶的奶头比妈妈的乳头更容易吸吮。当宝宝吸吮乳头时，就容易产生抗拒感，从而得不到初乳的营养，并使开奶的时间推迟，宝宝继续拒绝乳头，还会使新妈妈发生胀奶或乳腺炎等。

2. 早接触、早吸吮、早开奶

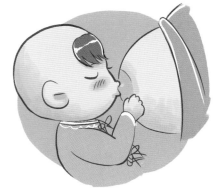

宝宝出生后，应该让其尽早与新妈妈接触，并且吸吮乳头，以促进乳汁分泌。送入病房后，应该马上实行母子皮肤接触，24小时母婴同室。宝宝趴在妈妈怀里能听到妈妈的呼吸声和心脏的跳动声，这些声音与宝宝在子宫中听到的是一样的。听到熟悉的声音能够使宝宝感到安全，安抚宝宝刚到这个世界上的恐惧感，并使其感受到妈妈的温暖。

正常情况下，足月的新生儿在出生后30分钟内，就可以吸吮乳头了，因为此时新生宝宝的吸吮反射最强。如果错过了吸吮的最佳时机，就可能会影响宝宝以后的吸吮能力。早接触、早吸吮、早开奶还有如下好处：

◆新生儿期是进行母婴感情练习的最佳时期。宝宝出生后，母婴接触的时间越早，母婴间的感情就越深，宝宝的心理发育也就越好。

◆宝宝早吸吮可促进催乳素分泌作用于乳腺泡，促使乳房充盈，并分泌乳汁，使宝宝尽快吃到母乳，并能促进乳腺管通畅，防止乳腺炎等疾病发生。有研究证明，早接触、早吸吮的妈妈奶量更加充足，坚持母乳喂养的时间也更长。

◆宝宝吸吮时可刺激乳头，增加母亲脑垂体分泌催产素，从而加强子宫收缩，减少产后出血量，有利于产后恢复。

◆当看到宝宝的吸吮能力逐渐加强，奶水不断吸入宝宝口中时，也会对母亲的心理产生积极的作用，从而增加对母乳喂养的信心，这对促进乳汁分泌也十分重要。

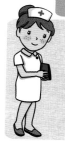

温馨提示：乳汁分泌是一个由少到多的过程

早开奶有利于促进乳汁分泌，在开奶的头几天，乳汁分泌可能会不足，新妈妈不可因此放弃哺乳。因为在产后的2～7天都还处于泌乳期，新妈妈除了让宝宝早吸吮外，还要多吸吮，乳汁分泌才会慢慢多起来。

3. 不要忽略初乳的营养价值

初乳一般是指新妈妈产后 5 天内所分泌的乳汁，颜色微黄、量少。有些错误观念认为，这种乳汁不洁，所以挤掉不给宝宝喝。其实，初乳中含有极丰富的营养，且利于消化吸收，不应浪费。

初乳比成熟乳营养价值高

与成熟乳相比，初乳中所含的抗体、蛋白质、较低的脂肪，以及宝宝身体所需的各种酶类、碳水化合物等，都是成熟乳无法比的。

初乳可满足新生儿免疫需求

初乳中含有大量抗体，具有抗感染、抗过敏的作用，使新生宝宝出生后接受到第一次被动免疫，以保护幼小脆弱的身躯免受病菌的侵袭。其中的免疫蛋白 A，宝宝吃进后可以黏附在胃肠道和黏膜上，阻止细菌、病毒的附着，从而防止宝宝发生消化道、呼吸道的感染性疾病。初乳中所含的巨噬细胞、T 淋巴细胞和 B 淋巴细胞可吞噬有害细菌，还具有杀菌和免疫的作用。

初乳具有轻泻作用

初乳的热量高，容易被初生宝宝消化，而且还有抗菌的功能，对初生的宝宝的肠道有好处。初乳中还含有生长因子，能够促进小肠绒毛成熟，阻止不全蛋白质代谢产物进入血液，从而防止发生过敏发应。初乳还可使新生宝宝的胎粪尽早排出，减少宝宝患高胆红素血症的机会。

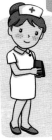

温馨提示：宝宝多吸吮，让初乳尽快分泌

在乳汁刚分泌时，由于量少，新妈妈可能看不到乳汁分泌，用手挤也难以挤出，这并不代表就没有分泌乳汁。尽管乳汁分泌很少，宝宝也可以通过多次的吸吮将初乳吸出。所以，为了让宝宝能吃到初乳，要让宝宝多吸吮乳头。必要时，可用吸奶器帮助挤奶。

4. 新生宝宝最好按需哺乳

按需哺乳是指新生宝宝随时需要随时哺乳，不需要规定宝宝必须每隔几小时才能喂一次，只要宝宝想吃时就喂。经过一段时间的喂养后，就会自然而然地形成喝奶的规律。

每个宝宝的具体情况都不同，如果硬性规定喂奶的时间，容易使宝宝得不到满足，从而影响生长发育。比如，规定的喂奶时间，是有些宝宝将要入睡的时间，这样就会减少授乳量，使宝宝无法摄入足够的营养；当宝宝饿了，又还未到规定的时间时，宝宝就会哭闹。这样对宝宝的发育极为不利。

除此之外，按需哺乳还具有以下益处：

◆按需哺乳是促进乳汁分泌的有效措施。按需哺乳可以增加宝宝吸吮的次数，从而增加乳汁的分泌，并延长母乳分泌的时间。这样的授乳方式一般都是少量多餐，实际上能增加宝宝的乳汁摄入量。

◆按需哺乳也有利于排空新妈妈的乳房，防止多余的乳汁淤积在乳房，从而减少患乳腺炎等疾病的机会。

◆按需哺乳能够使宝宝及时得到所需要的母乳，从而激发宝宝身体和心理上的快感，有利于宝宝快乐成长。

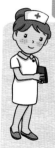

温馨提示：哺乳时新妈妈宜面带微笑

哺乳时，新妈妈的情绪也会影响宝宝吃奶。在按需授乳时，宝宝可能会随时需要吃奶，妈妈可能会因此感到烦躁，但切不可因此带着不良情绪喂奶，因为妈妈的不良情绪，会让宝宝心理上没有安全感。当宝宝吃奶时，经常看到面带微笑的妈妈，听到妈妈熟悉的声音，并得到充满爱意的抚摸时，不仅能增加食欲，而且有利于神经系统的发育。

5. 读懂宝宝想要吃奶的信号

按需喂养，有一个需要关注的问题就是需要确定宝宝想要吃奶时的信号。掌握了这些信号，妈妈就要根据宝宝的表现及时哺乳，保证宝宝饿时能有奶吃。一般，宝宝想要吃奶时，会有如下表现：

◆宝宝饿时经常会哭闹，妈妈此时可以喂奶，如果宝宝找到乳头后停止哭闹，就说明应该喂奶了。

◆宝宝想要吃奶时，也会用小嘴寻找乳头，当妈妈把乳头送到宝宝嘴边时，他会迫不及待地吸吮乳头。

◆当妈妈感觉喂奶时间到了，可以将乳头放到宝宝嘴边，如果宝宝用力吸吮乳头，并且吃得很认真，就说明宝宝是真的饿了。

◆两次母乳之间，母乳的分泌需要一定的时间，如果妈妈感到有胀奶，宝宝也肯吃，妈妈就应该喂奶。

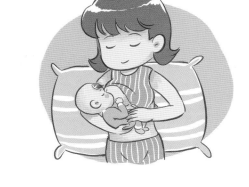

温馨提示：妈妈每天哺乳应不少于 8 次

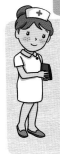

　　正常情况下，新生宝宝每天吃奶的次数为 8 ~ 12 次，平均每两三个小时就会吃 1 次，有些宝宝还会超过这个次数。新妈妈平时要留意宝宝每天吃奶的次数，每天喂奶的次数不应少于 8 次，如果少于这个数，就要注意宝宝每天是否能吃饱了。

6. 学会判断宝宝是否吃饱了

　　宝宝每次需要吃多少奶，很多新妈妈心中都没有底，而且每个宝宝的生长发育情况不同，吃奶量也有所区别。为了能够大致知道宝宝有没有吃饱，不影响其生长发育，新妈妈可以通过观察乳房和宝宝的表现来判断。

一般来说，当妈妈乳汁分泌充足时，乳房就会显得饱满，用手轻轻挤乳头，奶水会不断流出。当宝宝喝完奶后，乳房就会变得柔软，并且妈妈会有下奶的感觉。此时宝宝吸空了乳汁，不再哭闹，应该是吃饱了。

宝宝在吃奶的过程中，妈妈能够听到连续几次到十几次的吞咽声，并且在两次吃奶间隔期，宝宝安静而满足，一般表示宝宝吃饱了。宝宝吃饱后，可以安静地睡上两三个小时或者玩一会。如果宝宝没吃饱，就会表现出哭闹、寻找乳头的反应。

除了观察妈妈的感觉和宝宝的表现外，如果出现以下情况，也说明宝宝未吃饱：

◆宝宝出生 3 天后，每天排尿少于 6 次；大便仍然为黑色、绿色或棕色。

◆宝宝出生 5 天后，每天体重增长少于 15 ~ 30 克；妈妈乳房仍不能轻松地挤出乳汁。

◆宝宝在吸吮时，总是用力，却听不到吞咽的声音，或吸几口才咽 1 次，且吃奶的时间很长。

◆母乳喂养的次数在 1 天之内少于 8 次，即便超过 8 次，宝宝也总是哭闹。

◆宝宝虽然很少哭闹，但白天连续睡眠时间超过 4 ~ 6 个小时。

◆宝宝吃奶时，妈妈会感觉乳头疼痛，乳头充血明显。

在判断宝宝吃奶的过程中，妈妈也不要被一些奶量不足的假象所迷惑。有些宝宝虽然吃饱了，但是仍会含着乳头玩，容易使妈妈误以为宝宝长时间吃奶是因为吃不饱。有些妈妈也会因为其他妈妈的奶水比自己多而认为宝宝吃不饱，其实乳汁的分泌只要够宝宝吃即可，不需要分泌太多。妈妈在喂奶时，每侧乳房也应该坚持喂 20 ~ 30 分钟，因为宝宝前 10 分钟吃的奶较稀，后面的奶脂肪含量更高，如果每侧乳房吸吮的时间太短，就无法获得脂肪含量高的奶水，宝宝也容易感到饥饿。

温馨提示：宝宝吃不饱要进行催乳

宝宝吃不饱的很大一部分原因是母乳分泌不足引起的。如果宝宝经常吃奶后出现哭闹、不能安然入睡等情况，新妈妈首先检查乳汁分泌的情况。乳汁分泌不足的情况下，可以从饮食、生活、心理等方面进行调节，以促进乳汁分泌。

7. 哺乳时的注意事项

为了让宝宝吮吸到更为充足的母乳，妈妈哺乳过程更轻松，掌握一定的哺乳技巧，了解一些哺乳注意事项非常重要。

采取一侧乳房先排空法

当一侧乳房被宝宝吸空后，就能在下次哺乳时产生更多的乳汁；若一次只吃掉乳房内一半的乳汁，那么下次乳房就会只分泌一半的乳汁。新妈妈想要分泌充足的乳汁，可尽量让一侧乳房先被吸空。下次哺喂时让宝宝先吸未吃空一侧的乳房，这样每侧乳房被轮流吸空，可保证乳汁充分分泌。若宝宝吃完一侧乳房就饱了，妈妈应用手或吸奶器挤出另一侧的乳汁。

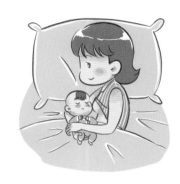

喂奶也要放松心情

妈妈在哺乳期如果压力过大，奶水不足的概率就会非常高，特别是有些长期精神抑郁的新妈妈，奶水味道会变差，甚至直接挤不出奶水。所以，要保持充足的乳汁，哺乳期妈妈除了要有充分的睡眠和休息外，还要避免精神和情绪上的起伏，最好不做令情绪大起大落的事情，而应讲求张弛有度。多听听音乐，读一些好书，做一点运动，通过各种方式稳定好自己的情绪，尽量保持平和的心情，这对保证乳汁分泌的质和量都会起到很好的作用。

吃奶时别忘了协助宝宝呼吸

哺乳时，宝宝的下巴应紧贴妈妈的乳房，鼻子轻触妈妈的乳房。这样宝宝的呼吸是通畅的。如果妈妈的乳房阻挡了宝宝的鼻孔，可以试着轻轻按下乳房，协助宝宝呼吸。

哺乳时注意腰腹部保暖

通常新妈妈都是把衣服撩起来给宝宝哺乳，哺乳的时间短则几分钟，长则半小时，这段时间腰腹完全暴露于外。所以新妈妈在给宝宝哺乳的时候，一定要保护好自己的身体，不要受凉，最好的方法就是把衣服在两侧前胸处剪开。现在母婴店里有哺乳专用的内衣出售，是在前胸处开口的，这样哺乳时就省事得多，也不会让腰腹部受凉。

8. 不能用母乳喂养新生儿的情况

母乳是婴儿最佳的营养品，一般都应力争母乳喂养，只有当哺乳可能危及婴儿和乳母健康时，才不得不终止母乳喂养。一般来说，有以下情况的乳母不宜进行或应暂停母乳喂养：

◆母亲患有严重的心脏病、肾脏病、重症贫血、恶性肿瘤时，为了避免病情加重，不宜用母乳喂养新生儿。

◆患有精神病、癫痫病的母亲，为了保护婴儿的健康和安全，不宜用母乳进行喂养。

◆母亲患有传染病，如活动性肺结核、传染性肝炎等，为了避免传染给新生儿，应采取母婴隔离，而不宜进行母乳喂养。

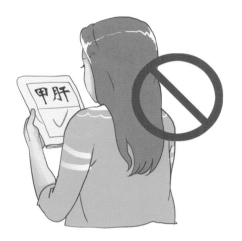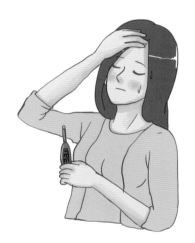

◆母亲轻微感冒时，应戴上口罩才可喂奶，以防止把病菌传给宝宝。如果感冒发热，体温超过 38.5 摄氏度时，应当停止给新生儿喂奶，待感冒痊愈后一段时间，再恢复喂奶。

◆哺乳母亲乳房患病，如严重的乳头皲裂、乳头糜烂脓肿、急性乳腺炎等，应暂停母乳喂养。

◆母亲患糖尿病病情较重，血糖控制不住，需要胰岛素治疗者，以及甲状腺功能亢进症患者服用抗甲状腺药时不宜给婴儿哺乳。

◆艾滋病病毒感染者，不宜哺乳。

◆过敏性疾病、梅毒感染者，不宜哺乳。

另外，如果宝宝患有某些疾病，如半乳糖血症、苯丙酮尿症等，要禁止母乳喂养。

9. 关于混合喂养与人工喂养

虽说母乳是婴儿最佳的天然食品，然而并不是所有宝宝都那么幸运，能够享受纯母乳喂养，那些不能实现纯母乳喂养的妈妈只能采取其他喂养方式。

人工喂养

新妈妈生病或某些特殊情况等原因，不能喂母乳时，用其他代乳品如牛奶、羊奶、奶粉等喂哺新生儿宝宝、婴儿，以满足小儿生长发育的需要，即为人工喂养，一般可选用配方奶粉。

完全人工喂养的宝宝容易发生便秘或腹泻，还易患呼吸道感染，尤其是用牛奶喂养的宝宝。另外，人工喂养的宝宝得到的母爱相对较少。实验证明，直接母乳喂养的宝宝和将母乳挤出用奶瓶喂养的宝宝，在精神和体格上都显示出差距，更何况完全吃不到母乳的宝宝。世界卫生组织号召全世界的母亲要尽量用母乳喂养婴儿，奶水不足也要用混合喂养，将人工喂养限制到最低限度，才更有利于人类的健康。

混合喂养

母乳量不足或因某些情况不能按时喂奶而采用配方奶粉来代替一部分母乳的喂养方式，称混合喂养。混合喂养虽然不如母乳喂养好，但在一定程度上能保证母亲的乳房按时受到婴儿吸吮的刺激，从而维持乳汁的正常分泌，婴儿每天能吃到 2～3 次母乳，对婴儿的健康仍然有很多好处。

与人工喂养相比，混合喂养可以保证妈妈的乳房能够按时接受宝宝的吸吮刺激，维持一定量的母乳分泌。有的妈妈甚至能够在一段时间的混合喂养宝宝后，恢复纯母乳喂养。当然，在一些情况下，混合喂养会因为过早地添加配方奶，最终导致母乳喂养失败。有些宝宝还会在混合喂养的某个阶段出现乳头混淆，并可能因此拒绝吃奶瓶或者拒绝吃母乳。

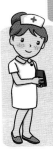

温馨提示：不能母乳喂养也不要着急

有的时候，由于各种原因，妈妈不得不放弃母乳喂养宝宝。对此，妈妈不要为此感到过于焦虑和遗憾，也不要心存内疚。出生在现代的宝宝是很幸运的，尽管不能吃妈妈的奶，但还有配方奶，一样能让宝宝健康成长。

10. 配方奶的选择与调配

配方奶粉是以人类母乳的营养作为参考标准，以母乳中发现的蛋白质、脂肪、碳水化合物、维生素、矿物质和水的比例制造出来的奶粉。配方奶的口感与母乳相近，比母乳略甜，宝宝一般都比较容易接受。

配方奶的常见类型

婴儿配方奶粉主要有3种类别：配方牛奶粉（也就是标准配方的婴儿奶粉）、配方羊奶粉和配方豆奶粉。大多数宝宝喝的都是配方牛奶粉，但有些妈妈也会根据宝宝的实际情况选择其他类型配方奶粉。

根据宝宝的月龄选择配方奶

不同月龄的宝宝，因生理特点不同，对蛋白质、脂肪、碳水化合物、维生素和矿物质等营养素的需求也不同。一般来说，新生宝宝应选择专门的新生儿配方奶。

根据宝宝的身体状况选择配方奶

乳糖不耐的宝宝可以选择无乳糖配方的奶粉。如果宝宝对牛奶过敏，则可以选择奶粉包装说明上标明了"低过敏"和"水解蛋白质"的低过敏奶粉。早产宝宝，则可以选择专门为他们设计的早产配方奶。还有那些经医生诊断为缺铁的宝宝，则可以选择强化铁配方奶粉。

留意奶粉外包装的产品信息

正规厂家生产的产品应该包装完整无损、图案清晰、印刷质量高，还应标有商标、生产日期、净含量、生产厂名、生产批号、营养成分表、执行标准、食用方法、商品条码等。妈妈们要特别关注保存期限和产品生产许可证编号。

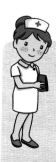

温馨提示：进口奶粉分清来源

有些家长会给宝宝选择进口奶粉。进口奶粉有很多不同的类型，一种是奶源在国外，但在国内设厂加工生产的奶粉；一种是需要在海外购买的奶粉，多针对国外宝宝的体质和需求设计；还有一种是从奶源到包装均在国外完成，但针对中国宝宝体质和需求设计的奶粉。这种奶粉就是通常说的"原装进口"奶粉。相对而言，这种奶粉不但标准高、品质好，还适合中国宝宝。

配方奶的冲调方法

一般情况下，配方奶的外包装上会印有冲调方法的说明文字。如配方奶粉与水的比例，奶粉应是平平地、疏松地装入量匙中等。妈妈可以照着说明来做，冲调配方奶粉的步骤如下：

1. 洗净双手，提前 15 分钟准备好调制奶粉所需的各种用具。

2. 取消过毒的奶瓶、奶嘴，把 50 摄氏度的温开水倒入奶瓶中至合适的刻度。将奶瓶拿到与眼睛平齐的高度进行检查，观察水量和需要调配的乳汁浓度是否合适。

3. 打开奶粉罐，用奶粉罐中附带的量匙取出奶粉，每一量匙的奶粉以平匙为准，即匙中的奶粉既不要堆起来也不要刻意压紧。

4. 将奶粉倒入已装好水的奶瓶中。

5. 晃动奶瓶，让奶粉充分化开、溶解，不要有结块。注意，晃动奶瓶时不要太用力，以免里面起泡沫，使奶液溢出奶瓶外。

6. 把奶粉罐的盖子封紧。

冲调配方奶粉的注意事项

新生儿的免疫力较差，家长在给宝宝冲调配方奶的时候应多注意如下事项，有助于更好地保证宝宝的安全。

◆冲调奶粉的水温不宜过高。这是因为过高的水温会使奶粉中的乳清蛋白产生凝块，影响消化吸收；另外，某些不耐热的维生素也会被破坏，尤其是一些奶粉中添加的免疫活性物质会被全部破坏。因此，一定要掌握正确的冲调奶粉的方法，以免奶粉中的营养物质损失。

◆冲调配方奶粉的时候不用加糖，因为在奶粉中已经放有足够的糖。

◆奶粉冲调好了以后待温度适合后应立即给宝宝食用，不可将喝剩的奶留至下次食用，以防奶液变质。

◆打开包装的奶粉应及时采取措施密封，以防受潮或异物进入奶粉中。

◆所有的哺乳器具用完后一定要好好保存，并保持清洁、干燥。

11. 给宝宝喂配方奶的方法

为了让配方奶喂养更顺利、宝宝吃奶更愉快，你需要掌握一定的喂养方法。具体方法与步骤如下：

1. 将奶瓶倾斜，在手背上滴几滴奶液，试试温度，感觉不烫即可。

2. 妈妈洗净双手，选择舒适的坐姿坐稳，一手抱着宝宝，让宝宝靠在妈妈的肘弯里，妈妈的手臂托住宝宝的臀部；另一只手拿奶瓶，用奶嘴轻触宝宝口唇，宝宝即会张嘴含住，开始吸吮。

3. 宝宝开始吃奶时，妈妈要将奶瓶倾斜一定的角度，保证奶液充满整个奶瓶，以免宝宝吸入过多空气。

4. 喂完奶，让宝宝保持身体竖直，趴在妈妈肩上，妈妈用手由下至上，轻拍宝宝的背部，使多余的空气从宝宝的胃中排出。

12. 给宝宝选择合适的奶瓶

奶瓶选择，主要考虑材质、容量、外观形状 3 个方面。

材质

目前婴儿用品市场上的奶瓶材质，主要分为塑料、玻璃两大类。

塑料的大多是用 PC、PES、PPSU 三种材质制造的。塑料中，PES、PC，质轻强度高，不易破碎，高度透明，性能都不错。玻璃奶瓶透明度高，易于清洁，多次高温消毒不变质，但易碎，喂养初生婴儿使用玻璃奶瓶为主，由爸爸妈妈握着。

拿玻璃奶瓶与几种塑料材质做个对比排序：

◆高温下化学安全性：玻璃 > PES、PPSU > PC

◆使用寿命：玻璃（1 年）> PES、PPSU（6 ~ 8 个月）> PC（3 ~ 4 个月）

◆价格从高到低：PPSU > PES > PC > 玻璃

容量

奶瓶的容量一般分为 120 毫升、160 毫升、200 毫升、240 毫升等几种容量。一般说来，未满 1 个月的宝宝的哺乳量 1 次 100 ~ 120 毫升。满 1 个月以上的宝宝的哺乳量 1 次应为 120 ~ 200 毫升，一天宜控制在 800 ~ 1000 毫升。不同的喂养方式，对奶瓶有不同的要求，可以根据自己的实际情况而购买。

一般来说，母乳喂养时可以购买 1~2 个 240 毫升和 1~2 个 120 毫升的奶瓶；混合喂养、人工喂养者，可购买 4~6 个 240 毫升和 1~2 个 120 毫升的奶瓶。

外观

新生宝宝的奶瓶应透明度高、硬度高，瓶体上的刻度清晰准确。透明度好的奶瓶，能清晰地看到奶的容量和状态，便于判断奶的质量和宝宝吃奶的状态；奶瓶硬度高，遇到高温不易变形。另外，瓶体上的刻度线应该清晰准确。用奶瓶喂养宝宝时，奶瓶上的刻度就是爸妈掌握宝宝食量的重要依据，如果模糊或者不准确，就会让宝宝多吃或者少吃了奶水，长此以往，对宝宝的健康成长不利。

13. 奶嘴的购买与选择

奶嘴，即装在奶瓶上给宝宝喂奶或喂水的用具。目前市场上的奶嘴大多用硅胶制成，也有一部分用橡胶制成。相比之下，硅胶奶嘴因更接近妈妈的乳头，软硬适中，宝宝比较容易接受，而且还能促进宝宝唾液分泌，帮助上下颚、脸部肌肉的发育。

不管是橡胶奶嘴还是硅胶奶嘴，都有不同的造型和流速，以适应不同的需要。家长在购买时可以多买几种类型，看哪一款最适合自己的宝宝。市售的奶嘴，上面的吸孔也是各式各样的，有十字孔、圆孔，有些可以依照宝宝的吸吮能力起到调节流量的作用，家长可根据宝宝的需求购买。通常，圆孔的奶嘴更适合刚出生的婴儿，奶水能够自动流出，且流量少。奶嘴的形状和大小也要适合宝宝的嘴，尤其是奶孔的大小要合适。判断奶孔的大小是否合适，可将一个装满奶的奶瓶倒过来，不摇晃，若平均每秒钟滴下 1 ~ 2 滴奶，说明奶孔大小合适。待宝宝长大些后再给宝宝用奶孔大些的奶嘴。

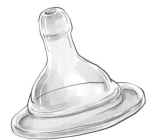

为了不让宝宝被奶嘴噎住，使用前请仔细阅读产品说明书。奶嘴一旦出现裂痕就要更换。

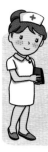

温馨提示：奶嘴越像妈妈的乳头越好

宝宝拒绝配方奶，是因为"陌生感"导致的，陌生的气味、陌生的口感，以及陌生的"乳头"。所以，在选购时妈妈一定要注意选择与妈妈乳头感接近的奶嘴，把宝宝抱在怀中亲自喂奶，这样可以让宝宝喝奶更安心，也更容易接受配方奶。

14. 奶具的清洁及消毒方法

宝宝的奶瓶与奶嘴每次在使用前和使用后都要进行清洁和消毒，新买回来的奶具也要先消毒再使用。

奶具的清洗方法

1. 把奶瓶放入滴有专用奶瓶清洁剂的清水中，用奶瓶刷清除瓶内所有的残渣，然后用清水冲净。

2. 用盐擦洗奶嘴，清除奶嘴中所有残留的乳汁，再用清水冲净。

3. 清洁过后，把奶瓶、奶嘴放在沸水锅中煮约 10 分钟消毒。

4. 冷却后取出所有器具，待干燥后将奶具统一放置。

奶具的消毒方法

煮沸式消毒 适合玻璃材质的奶具，应先放在冷水锅中，再慢慢加热煮沸；PES、PC 材质的则可直接放进煮沸的水中进行消毒。注意，水位应保持覆盖住所有器具，煮沸 10 分钟左右。奶嘴和奶瓶盖煮 5 分钟即可，以免变形。

蒸汽式消毒 先将每件物品都清洗干净，然后放入蒸汽消毒锅中，然后根据蒸汽消毒锅的说明书进行操作消毒。

紫外线烘干式消毒 与蒸汽式消毒一样，使用前先将每件物品洗净，再放入紫外线消毒机中。紫外线消毒烘干机集消毒、杀菌、烘干功能于一体，十分适合繁忙的新妈妈使用。

15. 配方奶喂养注意事项

只要掌握正确的方法，并随时观察宝宝的适应情况和身体发育状况，配方奶喂养的宝宝一样可以健康茁壮地成长。

妈妈亲自喂宝宝

与母乳喂养相比，配方奶粉喂养的孩子本来得到的母爱就少了一些，亲子关系也隔了一层，不像母乳喂养亲密无间。妈妈亲自喂宝宝喝奶，多少可弥补这种遗憾，也能增加母子间交流、沟通的机会。宝宝躺在妈妈怀中，闻着妈妈熟悉的味道，会更安心，能更好地进食。

观察吃奶后的反应

妈妈需要随时观察宝宝吃完奶后的反应。若宝宝出现一些不适，如长时间的便秘、腹泻，或者宝宝的大便中有白色颗粒或类似蛋花状的瓣状物，或出现腹胀、排气频繁等消化不良的症状，这时就要及时查找原因，是不是喂养的方式不对，或者现在吃的奶粉并不适合宝宝。

不必拘泥于说明书

配方奶的包装上推荐的食用量只是作为参考的平均值。宝宝的食量有大有小，就是同一个宝宝，也会出现有时吃的多，有时吃的少的现象。如果宝宝的食量稍稍高于或低于推荐量，都没关系，通常 10% ～ 20% 内的差距不会带来大影响。

打开的奶粉 4 周内喝完

配方奶粉中含有很多活性物质，潮湿、污染、细菌等因素都会影响配方奶粉的质量，所以，打开的奶粉应尽量在 4 周内喝完，如果宝宝在 4 周内不能将一大罐奶粉饮用完，下次可以购买小罐的或者小包装的配方奶粉。

别忘了喂水

母乳喂养时，不用特别给宝宝喂水，但是，对于配方奶喂养的宝宝来说，喂水是必不可少的。因为用配方奶粉喂养的宝宝由于奶粉比较燥热，容易引起上火、便秘等。妈妈可以在两次喂奶之间适当给宝宝喂一些水。

16. 混合喂养，方法要正确

混合喂养主要有两种喂养方法：一是每次喂母乳后补充配方奶粉的方法叫补授法，此法适合于新生儿及 6 个月以内的婴儿喂养；二是一次喂母乳一次喂配方奶，间隔喂养的方法，叫代授法。此法容易使母乳减少，最好在 6 个月以后采用。

补授法如何决定补奶量

新生儿采用补授法喂养时，每次补奶应根据母乳缺少的程度来决定补奶量。一般先哺母乳后再喂奶粉，直到吃饱为止。试喂几次后，再观察宝宝喂乳后的反应，如无呕吐、大便正常、睡眠好、不哭闹，可以确定这就是每次该补充的奶量，但还要根据新生儿每天身体增长的情况，需要逐渐增加奶量。

尽量多吃母乳

混合喂养要充分利用有限的母乳，尽量多喂母乳。如果妈妈觉得母乳不足，就减少母乳的次数，这样反而会使母乳越来越少。母乳喂养的次数要均匀分开，不要很长一段时间都不喂母乳。

夜间最好喂母乳

夜间妈妈休息时，乳汁分泌量相对较多，而宝宝的需要量又相对减少，所以母乳一般会满足宝宝的需要。但如果母乳量实在太少的话，就需要以奶粉为主了。

充分发挥母乳的作用

每次先喂母乳，吸空乳房中的乳汁后再考虑是否需要喂代乳食品。每天母乳喂养应不少于 3 次，否则乳房会因得不到婴儿的吸吮刺激，而使乳汁分泌量很快减少。

不要把母乳和配方奶混在一起

首先，宝宝的吸吮比人工挤奶更能促进母亲乳汁的分泌，所以妈妈直接哺喂比将母乳挤出来用奶瓶喂要好；其次，如果冲调配方奶的水温较高，会破坏母乳中含有的免疫物质；最后，母乳喂养不仅是让宝宝得到其他乳类中没有的营养素和免疫物质，而且母婴通过直接皮肤接触，使宝宝心理得到满足，更利于建立良好的亲子关系。

17. 混合喂养千万不要放弃母乳

在母乳不足的情况下，一般会采取混合喂养。有些新妈妈乳汁分泌过少，为了使宝宝能够吃饱，会添加更多的配方奶，慢慢地就会减少母乳喂养的次数。有些妈妈看到宝宝更喜欢配方奶，到最后就干脆放弃喂母乳。这样的做法是不可取的，主要原因有以下几点：

◆母乳的营养价值极高，即便宝宝只能摄入少量乳汁，对身体也是十分有益的。

◆混合喂养过程中，坚持母乳喂养可以增加宝宝吸吮乳头的次数，从而促进乳汁分泌，为宝宝提供更多的母乳。

◆在混合喂养中不能放弃母乳的原因还有心理上的。宝宝和妈妈在心理上都希望彼此有亲密的接触，如果放弃喂母乳，就减少了母婴接触的机会，不利于母婴情感的交流。

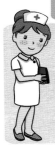

温馨提示：增加宝宝对母乳的兴趣

　　有些采用混合喂养的宝宝更喜欢配方奶的味道，妈妈应该引导宝宝多吃母乳，减弱宝宝对配方乳的兴趣。如果妈妈乳汁分泌增多，就可以逐渐减少喂配方奶的次数。喂奶前可以先喂母乳，在确认母乳不足的情况下，再添加配方奶。

18. 注意观察新生儿的营养状况

经过一段时间的喂养后，每个宝宝的生长情况都有很多不同，父母不可因为自己的宝宝没有其他同龄宝宝胖而误以为宝宝营养不足，而应该注意观察宝宝自身的生长变化，以防出现营养不足的情况。

一般来说，在正常喂养的情况下，宝宝生长顺利，在满月时体重应该增加 600 克以上。如果满月时未达到标准，就要检查奶量是否足够，母乳的质量是否达标，宝宝是否患有疾病等。

新生宝宝皮下脂肪都比较丰满，如果营养不良，刚开始会表现为肋骨显露、腹部凹陷；严重的会表现为尖下巴、有抬头纹、眼睛大而无神、头发稀疏没有光泽、哭声微弱、四肢无力等。若出现上述情况，应立即就医。

五、特别的关爱给特殊的宝宝

小宝宝是如此柔软、可爱，但又脆弱、娇嫩，就像刚出土的幼苗，需要悉心"灌溉"。而那些早产儿、双胞胎、过敏体质的宝宝，尤其需要爸爸妈妈付出更多的爱和关心。沐浴着爱，这些宝宝一样会茁壮、健康地成长。

1. 早产宝宝更需要吃母乳

通常来说，怀孕未满37周出生的宝宝称为早产儿，妊娠未满32周出生的宝宝为极度早产儿。早产儿体重多在2500克以下，头围在33厘米以下，其器官功能和适应能力均较足月儿差，因此，早产儿的喂养非常重要。

早产儿出生后体重增长快，营养供给要及时，所以最好是母乳喂养。妈妈乳汁中所含的各类营养物质，如免疫球蛋白、脂肪、维生素、钙、铁等都非常丰富，是专为早产儿准备的特殊食物。而且，母乳容易消化吸收，不容易发生腹泻和消化不良等疾病，更适合消化、吸收和吞咽能力较弱的早产宝宝。

对于极低体重儿和出院前评价营养状况不满意者，最好采用母乳＋母乳强化剂的喂养方式，即在母乳中加上专门为早产儿生产的添加剂，以保证早产儿的快速成长。添加母乳强化剂的时机，从耐受每天每千克体重100毫升母乳开始，至宝宝体重达到2500克为止。

如果由于特殊原因不能母乳喂养，最好购买专为早产儿配置的配方奶，进行人工喂养；如果母乳不足，可采用混合喂养的方式。

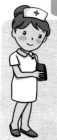

温馨提示：给早产宝宝储备母乳

大多数早产儿出生后都会在加护病房住几天，可能暂时不能实现母乳亲喂。这时，妈妈需要每天把乳汁挤出来，让医护人员帮忙哺喂。为了让奶水更充足，妈妈需要勤挤奶，开始时1天至少需要挤5次，每次约20分钟。挤出来的奶若喝不完，可以放在冰箱冷冻保存，在8天之内喂给宝宝，超过这个期限就不要再喂给宝宝了。

2. 哺喂早产宝宝有讲究

早产宝宝吞咽和消化功能不完善，头颈部的支撑力不够，吸吮力不足，所以妈妈在哺乳时需要特别注意以下几个方面。

少量多次哺喂

早产儿每次的摄奶量不会太多，但对营养的需求又非常大，所以要少量多次哺喂。通常，体重2000克及以上的早产儿可以每3小时喂1次奶，1天约喂8次；体重在1500～2000克的早产儿可每2小时喂1次奶，1天约喂12次；体重在1500克以下的宝宝可每1.5小时喂1次，1天约喂16次。妈妈可根据自家宝宝的实际情况灵活处理。

喂奶姿势有讲究

一贯的哺乳姿势可能不适合早产儿。早产儿因为肌力不够，可能会寻乳几秒后，脑袋没有力气而前倾后后仰。同时由于吸吮能力弱，早产儿难以维持含接状态。所以，给早产宝宝喂奶时，妈妈要用手臂托住宝宝的全身，可以一手支撑住宝宝的头，另一只手托住乳房，将乳头和大部分乳晕送入宝宝口中。一般来说，橄榄球式或交叉摇篮式是比较适合早产儿的哺乳姿势，妈妈可以根据自己的情况选择。

尽量不用奶瓶喂宝宝

研究显示，早产儿更适合吮吸妈妈的乳头，而不是奶瓶。吸乳头时，宝宝的吮吸和吞咽有一种吸吸停停的节奏，吃起来更省力，而奶瓶不能带来这种节奏感。在宝宝住院期间，妈妈不能亲喂时，也可以交代医护人员，尽量不用奶瓶喂奶，而改用小杯子、小勺等，以免发生乳头混淆。

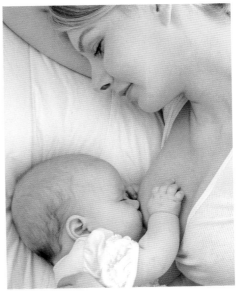

根据宝宝的进食特点喂奶

早产儿通常都进食较慢，妈妈喂奶时可以让宝宝吃1分钟后停下来休息一下，等10秒钟后再继续喂食，这样可以减少吐奶的发生。如果妈妈奶水很多、流速很快，宝宝来不及吞咽就会造成呛奶，这时妈妈可以用手指掐住乳晕周围以减慢乳汁的流速，或将前面的奶液先挤出来一些，再让宝宝吃。

③. 精心护理早产宝宝

　　早产儿因为没有足月，在母体内没有得到充分的养分和完整的发育，所以在护理方面需要更加小心谨慎，给予更多的爱和耐心，让宝宝在安静、舒适的环境中成长。

　　早产儿要重视保温问题。小宝宝从医院接回家后，可将其成长环境温度保持在24 ～ 26摄氏度，室内相对湿度控制在55% ～ 65%。在给宝宝更换尿不湿时一定要速度快，洗澡时也要快，并提前调好水温。同时保温并不等于把孩子捂得严严的，给早产儿穿盖的衣物要求轻、暖、软。

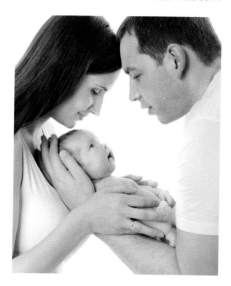

　　预防感染是护理早产儿的关键。注意宝宝皮肤、脐部、臀部的护理和清洁，在给宝宝喂奶、喂药、更换尿布前后都要仔细洗手。除了专门照看孩子的人之外，不要让太多人进出宝宝的房间，更不要把宝宝随意抱出门。

　　早产儿的居室要保持安静、清洁。进入早产儿的房间动作要轻柔，喂奶应在温馨宁静的环境下进行，换尿布时也要动作轻柔而快捷，不能大声喧哗或弄出其他刺耳的响声，以免惊吓到宝宝。

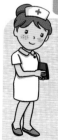

温馨提示：做"袋鼠妈妈"

　　根据世界卫生组织的推荐，每天给早产宝宝4小时以上的袋鼠式护理，可以让早产儿体重增加更快，有助于早产儿健康成长。袋鼠式护理源于袋鼠独特的育儿方式，即用婴儿背巾或薄毯把包着尿布的宝宝放在自己的胸前或双乳之间，与宝宝肌肤相亲。

　　妈妈温暖的身体可以让早产宝宝感到温暖舒适，在这种舒适的环境下，宝宝也更容易入睡。由于日夜感受妈妈的心跳和呼吸，宝宝的呼吸也能得到调节，大大减少了呼吸暂停的情况。宝宝醒来后，和妈妈的乳房如此靠近，会刺激宝宝的胃口和妈妈乳汁的分泌，宝宝吃奶更顺利。

　　当然，袋鼠式护理不仅仅适用于早产宝宝，其他发育迟缓的宝宝、有残疾的宝宝、体弱多病的宝宝也应多采用，对宝宝健康发育非常有帮助。

4. 双胞胎宝宝喂养方案

双胞胎通常会碰到几种情况：一是早产，二是低体重，三是母乳不足。妈妈可根据宝宝的实际情况选择喂养方案。

早产／足月低体重双胞胎

早产双胞胎比单胎的早产儿生活能力更弱，面临的喂养挑战更大。

◆如果妈妈奶水充足，能够满足两个宝宝需求，宝宝也能直接吸吮妈妈的乳头，可进行纯母乳喂养。且宝宝出生胎龄在34周以上，体重2000克以上，出院时体重已经达到正常，如果达不到可每天加一两次早产儿配方奶。

◆如果妈妈奶水充足，能满足两个宝宝需求，但宝宝还不能直接吸吮妈妈的乳头，可采用母乳＋母乳强化剂的喂养方式，即妈妈把母乳挤出来，按照比例添加母乳强化剂，然后喂给宝宝。

◆如果妈妈奶水不能满足两个宝宝需求，可采用交替混合喂养的方法，如一个宝宝吃母乳时，另一个宝宝喝早产儿配方奶。

◆如果妈妈不能母乳喂养或宝宝不宜接受母乳喂养，可购买早产儿配方奶，按照说明书冲调后哺喂宝宝。

足月足体重双胞胎

出生时胎龄大于37周，体重大于2500克的双胞胎。

◆如果妈妈奶水非常充足，两个宝宝可都喂母乳，可以一起喂也可以分开喂。如果喂完奶宝宝哭闹，可以适当补充配方奶。

◆如果妈妈奶水只能满足一个宝宝，可采取交替喂养的方式，如这次小双喂母乳，大双喂配方奶，下次大双喂母乳，小双喂配方奶。当然，妈妈也可以灵活变动，比如今天全天都是母乳喂小双，配方奶喂大双，第二天就反过来喂。

◆如果妈妈不能母乳喂养，或宝宝不宜吃妈妈的奶，就需要配方奶喂养，喂奶时最好让宝宝在妈妈的怀抱中喂。

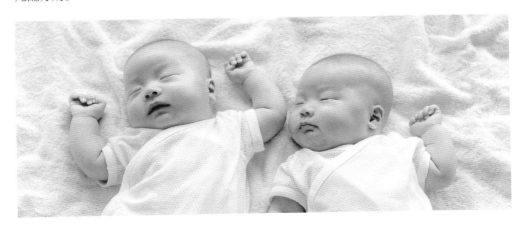

双胞胎宝宝哺乳要诀

哺喂双胞胎宝宝比单胎宝宝将面临更多的挑战，学会一些哺乳诀窍可以让妈妈们在哺乳时更省力。

提早寻找支援

在怀孕后期，咨询其他有经验的双胞胎妈妈或母乳喂养咨询师，学会正确的授乳方法、喂奶姿势和衔乳技巧。

相信自己能哺喂两个宝宝

相信自己的身体，可以为两个甚至三个宝宝提供充足的奶水。而且，宝宝吃奶的次数越多，妈妈的奶水也越多，只要没有身体方面的特殊原因，妈妈一定能产生足够的奶水。

先分别喂，再一起喂

宝宝出生后的一段时间内，妈妈可以一次喂一个宝宝，这样可以单独教会他们正确的衔乳技巧。一旦他们学会了，你就可以开始尝试同时哺喂两个宝宝，让哺乳更轻松。研究证实，同时喂两个宝宝的妈妈，体内的泌乳素要比一次只喂一个宝宝的妈妈多。

少量多餐进行哺喂

母乳喂养的双胞胎宝宝需按需授乳，不过双胞胎宝宝的胃容量一般较小，消化能力差，宜采用少量多餐的喂养方法。体重不足 1500 克的双胞胎宝宝，每 2 小时喂 1 次奶，1 天可喂 12 次；体重 1500 ~ 2000 克的宝宝，夜间可减少 2 次奶，1 天约喂 10 次；体重 2000 克以上的宝宝，可 3 小时喂一次，一天喂 8 次。

让爸爸当第二个妈妈

虽然只有妈妈能生产乳汁，但爸爸能做除此之外的任何事情，比如冲调奶粉，把宝宝抱到妈妈的怀中，做家务琐事，等等。

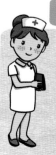

温馨提示：预防双胞胎宝宝低血糖

双胞胎宝宝体内糖原储备没有单胎足月儿那么多，如果体内得不到糖分的滋润或饥饿时间过长就可能出现低血糖，从而影响大脑及身体的发育，甚至危及生命。所以，双胞胎宝宝出生后 12 小时，可哺喂 50% 糖水 25 ~ 50 克，第二个 12 小时可喂 1 ~ 3 次母乳。此后再依照按需哺乳、少量多餐哺喂的方式喂养双胞胎宝宝。

照顾好哺乳妈妈

由于妈妈要同时哺育两个婴儿，营养和精力都会显得相对不足。所以，既为宝宝也为自己，妈妈必须照顾好自己，均衡饮食，多吃营养密度高的食物。平时也应尽量配合宝宝的作息，能休息尽量休息。家人要多照顾和体贴妈妈，安排好哺乳妈妈的饮食和生活，不要让妈妈太疲劳。

选择合适的哺乳姿势

有的双胞胎妈妈认为将宝宝们分开喂比较轻松，但这样下来你会发现几乎所有的时间都花在给宝宝喂奶上了。所以，妈妈们可尽量采取同时喂宝宝的方式，虽然开始时你可能会感到有些力不从心，但一旦熟悉了宝宝们的吃奶风格和习惯，就会发现同时喂奶真是一件省时又省力的事。可以试试下面这些喂奶姿势，找出适合你和宝宝们的。

● 双人橄榄球式

将两个宝宝一边一个放在枕头上，宝宝的头朝向妈妈的乳房，身体在妈妈的臂弯下并伸向妈妈的身体两侧。喂奶过程中，妈妈的双手应支撑好宝宝的头颈，让宝宝能含住乳头和乳晕。妈妈可以在背后垫上靠垫。

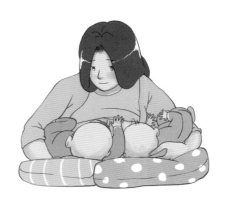

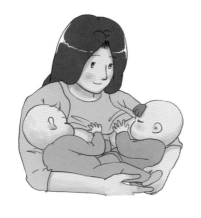

● 双摇篮式

先用摇篮式抱住一个，然后另一边抱住另一个，宝宝侧身躺在妈妈的臂弯里。妈妈两只手同时环抱住宝宝，让宝宝的身体在妈妈的腿上交叉。妈妈可以在肘部垫上枕头，以便更好地支撑宝宝。

无论采取何种姿势，为保证母婴双方都感觉舒服，妈妈可多选用枕头来帮忙，那种置于膝盖上的辅助哺乳专用枕尤其有用。另外，脚蹬可以帮助抬高妈妈的膝盖部位，便于妈妈更好地环抱宝宝，也可以根据姿势选用。

给唇裂或腭裂宝宝喂奶

虽然说有唇裂或腭裂的宝宝可在出生后几个月通过手术修复裂口，此后不影响喂养，但对于新生宝宝来说，唇裂或腭裂的宝宝确实给了母乳喂养妈妈一个特别的挑战，需要妈妈花更多的时间来帮助宝宝吃奶。通常来说，裂口所在的位置和严重程度，决定了宝宝学会吃奶的速度以及妈妈要采用的姿势和技巧。妈妈从宝宝出生的第二天就应咨询专业人士或医护人员，了解喂养技巧。

裂口较小的宝宝

唇裂宝宝吃母乳时嘴唇会留下一条缝，很难衔紧妈妈的乳晕。妈妈在哺乳时可用柔软的乳房挤压堵住这条缝，如果还没有完全堵住，再用手指按紧这道缝隙，这样宝宝就能吃到奶了。

裂口较大的宝宝

如果宝宝唇腭裂口较大，不能直接吸吮妈妈的乳头，妈妈可将母乳吸出来后，在专业咨询师的指导下用特殊喂养瓶喂养。特殊喂养瓶是专为唇腭裂宝宝的，能够深入宝宝口腔深处，帮助宝宝正常吮吸的奶瓶。特殊喂奶瓶上通常会特别设计流量调节档和单向阀，便于调节乳汁流量，防止奶液回流和空气进入。

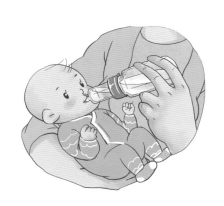

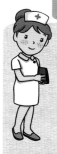

温馨提示：给唇腭裂宝宝多一点耐心

由于唇裂宝宝吸吮能力差，所以每次喂奶时间不要过长，可以采取少量多次的方式喂养。如果宝宝吃奶时出现呼吸急促，或面色潮红、脑门出汗的现象，就表明宝宝已经吃累了，这时就应停止喂奶。喂奶时妈妈可45度角环抱宝宝，以利观察，切忌平躺，避免呛奶。喂养唇裂宝宝没有想象中那样困难，妈妈们只需要细心一点、耐心一点，喂养就没有太大障碍了。